Aktives Musizieren mit der Veeh-Harfe

Waxmann Verlag GmbH
Steinfurter Straße 555, 48159 Münster
info@waxmann.com

Musik als Medium

herausgegeben von
Hans Hermann Wickel

Band 5

Waxmann 2010
Münster / New York / München / Berlin

Sibylle Hoedt-Schmidt

Aktives Musizieren mit der Veeh-Harfe

Ein musikgeragogisches Konzept für Menschen mit dementiellen Syndromen

Waxmann 2010
Münster / New York / München / Berlin

Bibliografische Informationen der Deutschen Nationalbibliothek
Die Deutsche Nationalbibliothek verzeichnet diese Publikation in der Deutschen Nationalbibliografie; detaillierte bibliografische Daten sind im Internet unter http://dnb.d-nb.de abrufbar.

Musik als Medium, Bd. 5

ISSN 1436-6037
ISBN 978-3-8309-2279-7

www.waxmann.com
info@waxmann.com

Umschlaggestaltung: Pleßmann Design, Ascheberg
Umschlagfoto: Sibylle Hoedt-Schmidt
Druck: Hubert & Co., Göttingen
Gedruckt auf alterungsbeständigem Papier, säurefrei gemäß ISO 9706

PEFC
PEFC/04-31-1166
Ein Glück für unseren Wald.

Vorwort

Aktives Musizieren ist nicht auf ein bestimmtes Lebensalter beschränkt – auch alte Menschen sind in der Lage zu singen oder ein Instrument zu spielen; die zunehmende Zahl älterer Schüler an Musikschulen belegt die Motivation und die Fähigkeit, sich in diesem Feld trotz fortgeschrittenen Alters weiterzubilden und allein oder mit Gleichgesinnten zu musizieren. Auch in vielen Alteneinrichtungen wird gesungen und musiziert, um die Lebensqualität und Lebenszufriedenheit der Bewohner zu erhalten und zu erhöhen. In der Begleitung und Betreuung dementiell erkrankter Menschen erhält Musik eine besondere Bedeutung, da häufig eine sprachliche Verständigung aufgrund der kognitiven Beeinträchtigung kaum oder nur schwer möglich ist, so dass Pflegende und Angehörige über das gemeinsame Musizieren mit dem demenzkranken Menschen in Kontakt treten können. Mittlerweile wurden schon mehrere Erfahrungsberichte publiziert, die den erfolgreichen Musikeinsatz in der Pflege und Betreuung dementiell erkrankter Menschen belegen. Lassen sich diese Erfahrungen aber auch empirisch belegen?

Dieser Frage geht Frau Dr. Hoedt-Schmidt nach, die ihre inhaltlich und forschungsmethodisch hervorragende Abschlussarbeit aus der Weiterbildung Musikgeragogik an der Fachhochschule Münster zu der vorliegenden Publikation ausbaute. Die beiden entscheidenden innovativen Impulse dieser Untersuchung sind zum einen der streng empirische Zugang zum Thema und zum anderen der Perspektivwechsel in der Arbeit mit dementiell erkrankten Menschen. Sie werden nicht als Empfänger musikalischer Betreuung und Begleitung, sondern als Subjekt musikalischer Bildung in den Blick genommen – trotz der durch die Demenz verursachten kognitiven Einbußen. Um die Möglichkeiten musikalischen Lernens auszuloten, geht Frau Dr. Hoedt-Schmidt in ihrer Studie konkret der Frage nach, inwieweit Altenpflegeheimbewohner mit dementiellem Syndrom in der Lage sind, ein Musikinstrument zu erlernen. Als Instrument setzt sie die aufgrund ihrer elementaren Spielweise leicht zu erlernende Veeh-Harfe ein, die sich seit einigen Jahren in Musikschulen und Alteneinrichtungen etabliert hat.

Neben den Lernerfolgen auf dem Instrument misst Frau Hoedt-Schmidt mit Hilfe etablierter standardisierter Testverfahren die durch das Instrumentalspiel verursachten Transfereffekte, wobei der Fokus auf Veränderungen im Verhalten und den Einflüssen auf Alltagskompetenzen und kognitiven, sprachlichen sowie motorischen Leistungen liegt.

Wir wünschen diesem Buch, das sowohl für weiterführende Forschungen als auch für die konkrete Musikpraxis wertvolle Erkenntnisse liefert, eine hohe Beachtung in der Altenarbeit und Altenpflege sowie Musikgeragogik und Musiktherapie.

Münster/Vechta, den 15. Oktober 2009

Hans Hermann Wickel
Theo Hartogh

Inhalt

Ebenso wie im Leben ist auch in der Musik Entwicklung die Hauptsache; denn die Entwicklung heißt Wechsel, Wachsen und Blühen, all das bedeutet das Leben selbst.

Leonard Bernstein

1 Einleitung

1.1 Grundsätzliche Überlegungen zur musikgeragogischen Arbeit

Das Ziel der musikgeragogischen Arbeit liegt in der Verbesserung der Lebensqualität von älteren Menschen durch musikalische Projekte, wobei ein wesentlicher Aspekt in der Befähigung zur eigenen Musikausübung – in den durch den gegebenen Allgemeinzustand gezogenen Grenzen – liegen sollte. Eigene Erfahrung im Umgang mit Menschen mit Demenzerkrankungen zeigte ferner auf, dass Musik ein besonders gut geeignetes Werkzeug zur Biographiearbeit sein kann. Dabei kommt der Erinnerung an musikalische Erfahrungen während eines langen Lebens eine besondere Bedeutung zu, sehr häufig verbunden mit der spontanen Fähigkeit dieser Menschen, die Erinnerung an Musikstücke auch mit der Erinnerung einer damit verknüpften Lebenssituation zu koppeln.

Musikrezeption, v.a. das Hören von Werken klassischer Musik, ist erstaunlich beliebt. Selbst Menschen mit ausgeprägten Symptomen von vaskulärer Demenz sind durchaus in der Lage, die Konzentration zum Musikhören über 1½ Stunden aufrechtzuerhalten, insofern die dargebotene Musik „zugänglich“ und „anregend“ ist. Menschen mit Erfahrungen im Hören klassischer Musik, z.B. durch regelmäßige Konzertbesuche, haben hinsichtlich des „Repertoires“ klare Vorteile, aber auch nicht musikalisch „gebildete“ Menschen reagieren auf Konzerte des Barock und der Klassik i.d.R. mit beteiligtem Zuhören (Brandenburgische Konzerte (Bach), Flötenkonzerte (Vivaldi), Mozart). Eine „Mitwirkung“ des Hörers z.B. durch Mitsummen oder Mitsingen von bekannten Liedern deutet zudem darauf hin, dass eine aktive Musikausübung zusammen mit Angehörigen möglich sein wird. Erreichbar wird hierdurch eine neue Erfahrung für Angehörige, wenn erlebt werden kann, wie sich ihre Senioren auch oder gar trotz der körperlichen und geistigen Einschränkungen den musikbegleiteten neuen Kommunikationsmöglichkeiten öffnen.

1.2 Grobkonzeption des Projektes

Diese Ressourcen zu nutzen und zu fördern, ist Ziel dieses Projektes. Dabei möchten wir einen Weg aufzeigen und evaluieren, das Erlernen eines Instrumentes zur angeleiteten Musikausübung möglich zu machen und gemeinsames Musizieren als Selbsterfahrung zu erreichen.

Zum Einsatz kommt die Veeh-Harfe, ein der Akkordzither ähnliches Instrument, welches gezupft wird (Veeh 1997; 2008). Die Konzeption dieses Instrumentes gerade auch für Menschen mit körperlichen und geistigen Behinderungen macht es auch für die von mir ins Auge gefasste Klientel geeignet. Spielschablonen lassen sich unter die Saiten legen, womit ein Musizieren „nach Noten" ermöglicht wird. Ton (Saite) und Abfolge der Töne und ihre relative Dauer sind somit vorkodierbar wie in normaler Notenschrift. Entsprechend kann ein Veeh-Harfenspieler auch begleitet werden.

Das Projekt umfasst die „Lernphase" zur Einübung der notwendigen Handhabung des Instruments, das durch Mitspielen der Musikgeragogin auf einem weiteren Melodieinstrument eingeübte Rhythmusempfinden und schließlich die Einübung von Musikstücken zum gemeinsamen, begleiteten Spielen. Der Komplexitätsgrad der Musik nimmt auf die (Rest-)Kompetenzen der Person selbstverständlich Rücksicht.

Mit dem Projekt möchte ich auch zeigen, dass der immer einmal wieder vom Pflegepersonal zu hörende Vorbehalt, der Demenzkranke sei zu solcher Art Leistung nicht mehr in der Lage, ein Vorurteil ist. Tatsächlich sind Demente durchaus in der Lage, derart komplexe Lernvorgänge auszuführen. Allerdings wird man die Ziele nicht zu hoch stecken dürfen. Daher basiert mein Projekt auf Einzelstunden, also der Zuwendung zu einer Person. Erst nach dem Erlernen einer gewissen wiederholbaren Spielfertigkeit kann das Konzept auf kleine Gruppen ausgeweitet werden. Musikgeragogische Arbeit in dem von mir vorgeschlagenen Konzept ist zeitaufwendig. Dem muss man Rechnung tragen bei der Vorbereitung der jeweiligen Unterrichtseinheiten. Überforderungen führen nicht zum Ziel, sondern behindern eher den Weg und führen eventuell zur Frustration. Es ist deshalb unerlässlich, durch Protokollieren des Unterrichtsverlaufs und Reflexion über die beobachteten Vorgänge beim Spielen des Instrumentes zu einer ausgewogenen Vorgehensweise zu gelangen, die den jeweiligen Voraussetzungen der Personen gerecht wird.

Zusätzlich zu diesen Protokollen wird eine Unterrichtsmitschau durch Videoaufnahmen realisiert. Diese Videoclips geben in idealer Weise die Möglichkeit, die Unterrichtsbedingungen zu beschreiben und zu analysieren und somit zu einer Verfeinerung der Unterrichtsmethodik zu kommen.

Bereiche, in denen das hier vorgestellte Konzept, jeweils auf die verfügbaren persönlichen Ressourcen abgestellt, angewendet werden kann, sind:

- Seniorenheime
- Seniorenclubs in Kirchengemeinden
- Musikschulen mit 50+-Programmen
- Seniorenakademien
- pflegende Angehörige.

1.3 Die Klientel

Personen mit vaskulär bedingten Demenzen leiden häufig unter einer eingeschränkten Kommunikationsfähigkeit bis hin zur Aphasie. Ihre Integration in eine Gruppe „Gleichgesinnter“ zu gemeinsamen Aktivitäten scheitert zumeist an diesen Kommunikationseinschränkungen. Die Integration in eine Gruppe ist daher eher verordnet als vom Betroffenen gelebt. Eine Verbesserung der Lebensqualität wird i.a. als rein pflegerische Tätigkeit verstanden, die Achtung der Selbstbestimmung der dementen Personen oft pflegerischen Fürsorgenotwendigkeiten untergeordnet.

Beim Musizieren jedoch wird eben diese Selbstbestimmung der Person gefördert, ohne eigenes Zutun und eigene Entscheidungen ist die Handhabung eines Instrumentes nicht möglich. So kann auch dementen Personen ein Gefühl vermittelt werden, etwas ganz Besonderes zu können, eine eigene Tätigkeit fernab der „normalen“ Verrichtungen des täglichen Lebens auszuüben, die zudem noch als sehr befriedigend empfunden wird, weil eine eigene Leistung zum Erfolg führt.

Bei häuslicher Pflege befinden sich pflegende Angehörige von dementiell Erkrankten allzu oft in einem Dilemma: Die Pflegesituation ist die einzige Gelegenheit, in der situationsbedingte Kommunikation noch stattfindet. Beschäftigung mit Musik kann für beide, Angehörige wie demente Person, eine andere Situation erzeugen; die Kommunikation und die Integration in die Familie wird eine andere Ausprägung bekommen. Der demente Angehörige wird plötzlich mit neuen, unbekannten Äußerungen und Fertigkeiten wahr- und ernstgenommen. Musikausübung bedeutet autonomes Handeln, ganz im Gegensatz zu der Fremdbestimmung, welche durch die Pflegesituation teilweise vorgegeben ist.

An dieser Stelle ist das Angebot eines Seniorenclubs hervorzuheben. Diese Einrichtungen werden in der Regel von Kirchengemeinden angeboten und bieten eine wertvolle Abwechslung von der häuslichen Pflegesituation. Zudem treffen hier dementiell Erkrankte auf Senioren ohne derartige Einschränkungen, und die angebotenen Programme geben Gelegenheit zu sozialer Interaktion. Musikgeragogische Angebote können diese auf das gesellige Beisammensein einer Altersgruppe abgestellten Seniorenclubs wesentlich erweitern und zu einer kulturellen Teilhabe aller beitragen. Die von vielen Seniorenclubs veröffentlichten Leitbilder geben diesem Handeln einen Rahmen.

Ist häusliche Pflege und Betreuung nicht möglich, ziehen dementiell Erkrankte in ein Seniorenheim oder erleben den Beginn der Demenz bereits dort. Hier gilt in verschärfter Form das eben über die Pflegesituation im häuslichen Bereich Gesagte. Die verbliebene Autonomie wird weiter eingeschränkt, und durch wechselndes Pflegepersonal werden die sozialen Kontakte eher gelöst. Veranstaltungsangebote richten sich im Allgemeinen an Gruppen von Personen, die hinsichtlich der abrufbaren Kompetenzen zusammengebracht werden. Das gemeinsame Erlebnis von Musik in Gesangs- oder Sitztanzgruppen berücksichtigt nicht die persönlichen Bedürfnisse Einzelner, zumal diese evtl. nicht mehr in selbstbewusster Deutlichkeit geäußert werden können. Eine musikgeragogische Arbeit in kleinen Gruppen ist dem vorzuziehen, vor allem dann, wenn wie in dem hier vorgestellten Projekt das aktive Musizieren mit einem Instrument im Einzelunterricht dem Ensemblespiel vorausgeht. So kann jeder Teilnehmer im Rahmen seiner Ressourcen individuell gefördert werden. Im kleinen Ensemble wird das gemeinsame Musizieren dann zur Teamleistung, zu der jeder Instrumentalist den gleichen, unverzichtbaren Beitrag leisten muss, genau wie Musiker in einem Berufsorchester.

Die Beschäftigung mit Musik gibt dem Menschen in diesem Bereich eine Autonomie bzw. Selbstbestimmung zurück, welche in der normalen Pflegesituation oft nicht mehr möglich ist. Wenn auch angestrebt wird, die Rest-Ressourcen des pflegebedürftigen Menschen zu fördern, stellt doch die Notwendigkeit, Pflegestandards einzuhalten, hier eine natürliche Grenze dar. Die Beschäftigung mit Musik hingegen gibt dem Menschen Freiheitsgrade zurück bzw. bietet diese an. Es ist Ziel, diese auch zu fördern. Hierbei werden folgende Aspekte besonders zu beachten sein:

- Musik anbieten, die aus der Biographie heraus „erinnert“ wird, mit welcher Stimmungen und Lebenssituationen verknüpft sind.
- Mit Musik eine kommunikative Situation schaffen, in welcher der Mensch verschüttete Äußerungsmöglichkeiten zurückgewinnen kann.
- Durch die Beschäftigung mit einem Instrument die Herausforderung schaffen, welche die kognitiven Ressourcen fördert und zur Motivation führt, etwas schaffen zu können.
- Die Veeh-Harfe als Instrument erlaubt es, anhand von Spielschablonen das autonome, selbstbestimmte Erlernen eines Instruments zu fördern. Die Integration eines Harfenspielers in eine Musiziergruppe eröffnet weitere kommunikative Erlebnisse.
- Allen erreichbaren Zielen und insbesondere musikalischen Fertigkeiten sind durch den Schweregrad der Demenz Grenzen gesetzt, denen durch einen entsprechenden Zeitaufwand und Ausdauer von Seiten des Musikgeragogen Rechnung getragen werden muss.
- Das Ansprechen der musikalischen Persönlichkeit kann Selbstbestimmung vermitteln und autonomes Handeln befördern.

1.4 Dementielle Syndrome

> Demenz ist ein Syndrom als Folge einer meist chronischen oder fortschreitenden Krankheit des Gehirns mit Störung vieler höherer kortikaler Funktionen, einschließlich Gedächtnis, Denken, Orientierung, Auffassung, Rechnen, Lernfähigkeit, Sprache und Urteilsvermögen. Das Bewusstsein ist nicht getrübt. Die kognitiven Beeinträchtigungen werden gewöhnlich von Veränderungen der emotionalen Kontrolle, des Sozialverhaltens oder der Motivation begleitet, gelegentlich treten diese auch eher auf. Dieses Syndrom kommt bei Alzheimer-Krankheit, bei zerebrovaskulären Störungen und bei anderen Zustandsbildern vor, die primär oder sekundär das Gehirn betreffen.
>
> (ICD-10-GM (Version 2009) Systematisches Verzeichnis)

Dementielle Syndrome und ihre Häufigkeit
Alzheimer-Krankheit (ca. 60%)
Vaskuläre Demenz (ca. 20%)
Mischformen aus beiden und alle anderen Formen (ca. 20%)

(Quelle: Altersdemenz 2005, S. 8)

Der weitaus größte Anteil dementieller Syndrome entfällt auf die Alzheimer-Krankheit. Bei vaskulären Erkrankungen auftretende Demenzen können in zwei Hauptkategorien unterteilt werden: die Multiinfarkt-Demenz und die subkortikale arteriosklerotische Enzephalopathie (SAE). Personen, die mehrfach Schlaganfälle erlitten haben, können chronische kognitive Defizite im Sinne einer Multiinfarkt-Demenz entwickeln (Bird 2002). Die Schlaganfälle betreffen i.d.R. mehrere Gehirnregionen, sie können groß oder klein sein (manchmal lakunär). Lakunäre Schlaganfälle (d.h. Anfälle, die zu einem Defekt in der Tiefe des Gehirns führen) sind die am häufigsten mit einer Demenz assoziierten zerebralen Insulte (Bird 2002). Das Auftreten einer Demenz scheint teilweise vom Gesamtvolumen des beschädigten Kortex abzuhängen, kommt aber auch unabhängig von Sprachstörungen bei Personen mit Läsionen der linken Hälfte der Großhirnrinde vor sowie bei einem Schlaganfall, der die als Hippocampus bezeichnete Hirnregion einbezieht (Bird 2002). Subkortikale Infarkte werden mit einem sowohl das Stirnhirn als auch das gesamte Hirn betreffenden verminderten Stoffwechsel in Verbindung gebracht, der wiederum zu einer Demenz führen kann.

Die rezidivierenden Schlaganfälle verursachen ein stufenförmiges Fortschreiten der Erkrankung. Die neuroradiologische Diagnostik zeigt deutlich zahlreiche Infarzierungen, weswegen die Anamnese und die neuroradiologischen Befunde dieses Krankheitsbild von der Alzheimer-Krankheit abgrenzen (Bird 2002). Allerdings treten beide gelegentlich auch gemeinsam auf.

Bei einigen Demenzkranken wird eine beidseitige Veränderung der subkortikalen weißen Substanz diagnostiziert, die als subkortikale arteriosklerotische Enzephalopathie bezeichnet wird. Die Demenz kann unmerklich einsetzen und langsam fortschreiten, worin sie sich von der Multiinfarkt-Demenz unterscheidet. Zu Frühsymptomen gehören leichte Verwirrtheitszustände, Persönlichkeitsveränderungen und Merkfähigkeitsstörungen. Deutliche Einbußen von Urteilsvermögen und Orientierung treten ebenso wie die zunehmende Abhängigkeit von Anderen bei der Ausführung der täglichen Aktivitäten erst später auf. Lateralisierte motorische Ausfälle sind selten, eine Gangstörung tritt bei mindestens der Hälfte der Patienten auf (Bird 2002).

Kortikale VaD (Makroangiopathie)	Subkortikale VaD (Mikroangiopathie)
- **Demenz-Syndrom**	- **Demenz-Syndrom**
- Plötzlich auftretende **sensomotorische Defizite**	- **Kognitive Störungen:** mnestische Defizite, exekutive Störungen
- und **aphasische Syndrome**	- **Psychopathologische Auffälligkeiten:** Affektlabilität, depressive Syndrome, Verlangsamung, Interessensverlust, Wesensänderungen
	- **Haltungs- und Tonusanomalie**
- **z.B. Multiinfarkt-Demenz**	- **z.B. Morbus Binswanger**

Klinisches Bild der vaskulären Demenz (VaD) (Haberl und Schreiber 2005)

Um eine vaskuläre Demenz von einer Alzheimer-Demenz abzugrenzen, wird neben der bildgebenden Diagnostik die Hachinski-Ischämie-Skala (Hachinski et al. 1975) in der Variante nach Rosen et al. (1980) eingesetzt (Ivemeyer und Zerfaß 2006).

1.5 Fragestellungen und Hypothesen

1.5.1 Lerntheoretische Vorüberlegungen

Das Imitationslernen

„Lernen am Modell" oder Imitationslernen ist die Bezeichnung für einen kognitiven Lernprozess, bei dem die Beobachtung des Handelns einer anderen Person zur Aneignung eben dieses Handelns beim Beobachter führt: Die Beobachtung einer bestimmten Handlung verbessert die Fähigkeit, diese Handlung selbst auszuüben und steigert wohl auch die Motivation hierzu (Bandura 1963). Spiegelneuronen sind die neuronale Basis für diese Phänomene. Ihre Übertragungsfunktion vom Beobachteten zur eigenen Verrichtung ist jedoch nicht auf den reinen Handlungsablauf beschränkt. Sensorische und emotionale Wahrnehmungen – „Wie fühlt sich das für einen Menschen an?" –, welche den Erwerb von Kompetenzen unterstützen, sind mit eingeschlossen (Bauer 2007, S. 122).

Ein Beispiel für das Lernen am Modell ist das Nachmachen von z.T. recht komplexen Bewegungsabläufen durch die Beobachtung des Skilehrers, der Schritt für Schritt vormacht, wie es zu einem homogenen Ablauf der notwendigen Bewegungen kommt. Die Beobachtung von Abbildungen in einem Skilehrbuch, welche die Bewegungsabläufe in Einzelphasen durch Fotomontagen eines Skifahrers wiedergeben, erleichtern die Aneignung dieser Bewegungsabläufe durch den Leser offenbar so, dass das zuvor Gelesene oder das zuvor Beobachtete sich in eigenen Bewegungen nachmachen, imitieren lässt.

Es ist ebenfalls Teil eines jeden Musikunterrichts am Instrument, dass der Lehrer vormacht, was der Schüler nachmachen soll, namentlich technische Abläufe der koordinierten Bewegung beider Hände beim Spielen eines Streichinstrumentes zum Beispiel. Aus den Lehrwerken großer Virtuosen erfährt der Leser meist nur sehr wenig über das Wie eines im Musikstück erforderlichen Bewegungsverlaufs: Der virtuose Geiger ist oftmals gar nicht in der Lage, diesen in Worte zu fassen, also zu beschreiben. In der zwischenmenschlichen Beziehung zwischen Lehrer und Schüler in der Unterrichtsstunde jedoch vermag das Vormachen dieses Ablaufs zum erfolgreichen Nachspielen der Passage durch den Schüler zu führen.

Nach Albert Bandura ist das Modelllernen ein Lernprinzip, das gleichbedeutend mit der klassischen (Pawlow) und der operanten (Skinner) Konditionierung ist (Modelllernen 2008). Ohne Kenntnis von der Existenz der Spiegelneuronen, die seine Beobachtungen auch neurobiologisch hätten erklären können, bezeichnete er den Vorgang des Lernens am Modell als „das Auftreten einer Ähnlichkeit zwischen dem Verhalten eines Modells und dem einer anderen Person unter Bedingungen, bei denen das Verhalten des Modells als der entscheidende Hinweisreiz für die Nachahmungsreaktionen gewirkt hat“ (Bandura 1986). Bandura erklärt menschliches Verhalten allerdings nicht allein durch Reiz-Reaktions-Zusammenhänge, sondern nimmt an, dass zwischen Reiz und Reaktion höhere Prozesse ablaufen.

Modelllernen vermittelt auch die Aneignung komplexer sozialer Handlungen. Der Mensch wird von einem Modell beeinflusst, welches sowohl eine konkrete Person wie in unseren obigen Beispielen als auch ein Buch mit Abbildungen oder eine Person in einem Film sein kann. Allein durch das Betrachten des Modells wird angeregt, bestimmte Verhaltensalternativen zu wählen. Dabei sind drei verschiedene Lerneffekte bedeutsam: Neue Verhaltensweisen werden erlernt oder die Hemmschwelle für bereits vorhandene Verhaltensweisen steigt oder sinkt oder es führt zum Auslösen bereits bestehenden Verhaltens. Als Beispiele hierfür können angeführt werden: im Kommunikationstraining durch Rollenspiel erlernte Verhaltensweisen zur Bewältigung zwischenmenschlicher Konflikte, aggressives Verhalten gegenüber einem Mitmenschen oder schließlich die Mitreißeffekte in einer Gruppe von Gleichgesinnten wie den Fußballfans im Stadion.

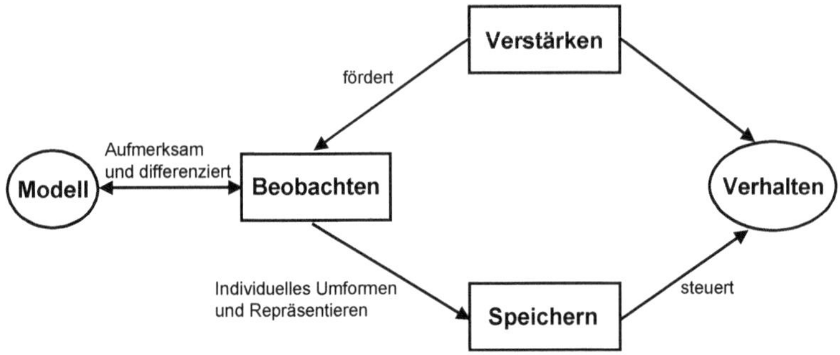

Bildquelle: http://www.learninglab.de nach Learninglab (2005)

Bandura unterscheidet zwischen der Aneignungsphase, dem eigentlichen Lernprozess, und der Ausführungsphase, welche die Nachbildungsleistung erzeugt: "It is hypothesized that attention and retention affect the learning of responses whereas motor reproduction and motivation affect the performance of responses" (Bandura 1986).

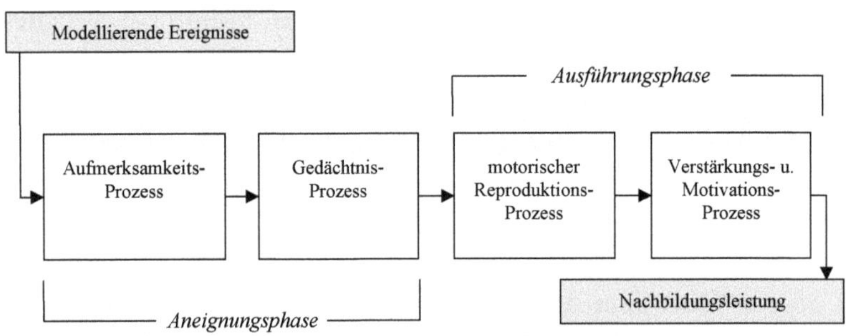

Quelle: Modelllernen 2008

Folgende Bedingungen werden beschrieben, die vorhanden sein müssen, damit Modelllernen stattfindet (Bandura 1963, Theunert 1996):

- **Ähnlichkeit zwischen Modell und Beobachter:** Der Beobachter nimmt am Modell ein Verhalten wahr, welches er selbst realisieren möchte.

- **Emotionale Beziehung zwischen Beobachter und Modell:** Je intensiver die Beziehung, desto höher ist die Wahrscheinlichkeit der Verhaltensnachahmung.
- **Konsequenzen des Verhaltens:** Vermutet der Beobachter hinter dem gesehenen Verhalten einen Erfolg, dann ist die Wahrscheinlichkeit der Nachahmung größer.
- **Stellvertretende Verstärkung:** Sieht der Beobachter die Konsequenzen am Modell nach einem Verhalten, so wirkt sich dieses auf sein Handeln aus.
- **Sozialer Status des Modells:** Personen, die einen höheren sozialen Status als der Beobachter haben, werden eher nachgeahmt als Personen mit gleichem oder niedrigerem Status.
- **Soziale Macht des Modells:** Das Modell sollte Macht oder andere kontrollierende Merkmale auf den Beobachter ausüben können. Dem Beobachter ist bewusst, dass das Modell belohnen oder bestrafen kann. Hierin äußert sich die Machtposition.

Das Spiegelneuronen-System

Dieser lerntheoretische Ansatz wird teilweise erklärbar durch die Rolle und Funktion von Spiegelneuronen. Neuronen, welche eine Handlung oder eine Empfindung steuern können, zugleich aber auch dann aktiviert werden, wenn der gleiche Vorgang bei einer anderen Person lediglich beobachtet wird, nennt man Spiegelneuronen (Bauer 2007, S. 55f.). Ihre Aktivierung ist spontan, unwillkürlich und setzt ohne Nachdenken ein. Spiegelneuronen lassen den Beobachter spüren, was in anderen Personen, die er beobachtet, vorgeht.

In der Gruppe von Binkofski sind Therapieansätze für Patienten nach Schlaganfall entwickelt worden, welche sich das System der Spiegelneuronen zu Nutze machen (Binkofski 2000). Die Beobachtung von motorischen Handlungen führt über die Spiegelneuronen zu einer Aktivierung prämotorischer Nervenzellen beim Beobachter. Man vermag so motorische Defizite, welche auf die Schädigung von motorischen Neuronen nach Schlaganfall zurückzuführen sind, zu verringern und durch neue Vernetzungen womöglich zurückzubilden.

> Indem wir unseren Schlaganfall-Patienten Bewegungen zeigen und sie Bewegungsabläufe beobachten lassen, hoffen wir, dass dadurch bestimmte Bewegungsmuster im Gehirn angeregt werden, mög-

> licherweise auch Bewegungsmuster, die durch einen Schlaganfall verloren gegangen oder in den Hintergrund getreten sind. (Spiegelneuronen 2004)

Mit dieser Methode werden gute Erfolge bei Patienten erzielt, denen Physiotherapie allein nicht geholfen hat. Bereits in den 1990er Jahren stellte der italienische Neurologe Vittorio Gallese fest, dass bestimmte Nervenzellen nicht nur Signale abgeben, wenn sie eine Bewegung veranlassen, sondern auch, wenn das Gehirn sich eine Bewegung nur vorstellt (Gallese et al. 1996, Rizzolatti et al. 1996). In den meisten Spiegelneuronen findet sich zudem eine Korrelation zwischen der visuellen Bewegung, auf die sie bei Beobachtung reagieren, und der Bewegung, welche sie kodieren (Gallese et al. 1996).

Diese Funktion der Spiegelneuronen gilt allerdings nicht nur für Bewegungen, sondern auch für Emotionen. Sie dienen auch der spontanen Emotionserkennung bei unserem Gegenüber (Kruse 2004), erzeugen spontan ähnliche Reaktionen und vermitteln uns als Beobachter die emotionale Situation der beobachteten Person. Dabei scheint es unerheblich zu sein, ob der Beobachter diese Person bereits kennt.

Spiegelzellen haben sich im Lauf der Evolution nicht ohne Grund entwickelt: Wird ein anderer angegriffen, kann man schneller reagieren, wenn das Gehirn auf die Flucht oder sonstige Reaktionen bereits eingestellt ist (Spiegelneuronen 2004).

Es ist offensichtlich, dass das Lernen am Modell im Zusammenhang mit dem neurobiologischen Korrelat der Spiegelneuronen Möglichkeiten eröffnet, auch Personen mit dementiellen Erkrankungen das Erlernen eines Instrumentes zu ermöglichen, wenn die Unterrichtsmethode wesentlich auf das Vormachen der notwendigen Bewegungsabläufe mit entsprechender Motivation ausgerichtet wird.

1.5.2 Plastizität des Gehirns im Alter

Es ist ein weitläufiges Vorurteil, dass ältere Menschen, v.a. Menschen mit Demenzen, nicht mehr in der Lage sind, Neues zu erlernen.

In einer Arbeit zu musikunterstütztem Training motorischer Funktionen nach Schlaganfall konnte Schneider (2007) zeigen, dass die behandelten Patienten von der musiktherapeutisch flankierten Reha-

Maßnahme besser profitierten als die Versuchsgruppe mit reiner, konventioneller Physiotherapie. Ein wichtiger Aspekt sei,

> dass die Grundprinzipien des motorischen Lernens im Konzept des musikunterstützten Trainings integriert sind: (1) repetitives, aktives Training einzelner Bewegungen, (2) Anpassung der Leistungsanforderung an den funktionellen Fortschritt des Patienten (Shaping) und Training an der individuellen Leistungsgrenze sowie (3) aufgabenspezifische und zielgerichtete Anforderungen an den Patienten. Des Weiteren erhalten Patienten direkt nach der Bewegungsausführung eine auditive Rückmeldung über deren Präzision. Nicht zuletzt spielen auch emotionale und motivationale Faktoren eine wichtige Rolle; so ist es sicher bei Patienten nach einem Schlaganfall ein großartiges Erlebnis, eine bisher unbekannte künstlerisch-kreative Erfahrung zu machen. (Schneider 2007, S. 31f.)

Eben diese von Schneider vorgebrachten Aspekte, welche das nach Schlaganfall geschädigte Gehirn zur Rehabilitation von funktional gestörten Prozessen zu bringen vermögen, sind für die musikgeragogische Arbeit mit dementen Personen bedeutsam: Das Musizieren am Instrument bedingt notwendigerweise die Beherrschung motorischer, z.T. sehr komplexer Abläufe. Zur Erarbeitung dieser motorischen Abläufe ist das von Schneider unter (1) genannte repetitive und aktive Training notwendig. Bei der musikgeragogischen Arbeit mit dementen Personen wird man ebenso die unter (2) und (3) genannten Grundprinzipien motorischen Lernens beachten, um die Teilnehmer nicht zu überfordern.

Die Spieltechnik der Veeh-Harfe erfordert sowohl grobmotorisches, zielgerichtetes Führen der Spielhand am Unterarm, um den Spielfinger, der die Saite anzupfen soll, an die richtige Stelle – die betreffende Saite – zu manövrieren. Sodann erfordert die Tonerzeugung eine feinmotorische Aktivität des Spielfingers. Genau im Zwischenraum zur benachbarten Saite muss der Spielfinger unter die anzuspielende Saite gebracht werden, um dann – rhythmisch und dynamisch dem Stück angepasst – die Saite von unten nach oben anzureißen.

Über den Erfolg dieser motorischen Prozesse erhält der Spieler sogleich eine auditive Rückmeldung. Er kann, bei Kenntnis der Melodie, leicht feststellen, ob er die richtige Note getroffen hat. Für demente Personen gilt unschwer auch, dass ein Erfolg bei dem Erlernen eines Musikinstrumentes und der damit zu bewältigenden komplexen Prozesse zu einer positiven Motivation und Konditionierung führen kann und wird.

Motorik bezeichnet die Gesamtheit der körperlichen Bewegungsabläufe und ihrer Eigenarten. Bewegung ist die durch Aktivierung der motorischen Neuronen im Gehirn hervorgerufene Lage- oder Zustandsänderung des Körpers oder der Gliedmaßen in Raum und Zeit. Jede willkürliche Bewegung wiederum ist auf das Feedback der Wahrnehmung über den Ausgangspunkt, den Verlauf und das Ziel angewiesen. Diese Rückmeldung leisten die sensorischen Neuronen. Sensorisches und motorisches System sind solchermaßen zu einer funktionellen Einheit integriert – keine Bewegung ohne Wahrnehmung, keine Wahrnehmung ohne Bewegungserfahrungen. Diesen Zusammenhang zwischen Wahrnehmung und Bewegung bezeichnet der Begriff Sensomotorik. (Amrhein 2004)

Es ist offensichtlich, dass das Instrumentalspiel an dieses System hohe Anforderungen stellt und eine präzise Ausführung von komplexen Bewegungsabläufen eine kontinuierliche auditive, eben sensomotorische Rückkoppelung erfordert. Lernprozesse auf der sensomotorischen Ebene wirken sich auch auf emotionale und kognitive Prozesse aus, wie z.B. auch Feldenkrais gezeigt hat (Amrhein 2004).

Bewegungs- und Wahrnehmungsfähigkeit sind für die Musikausübung essentiell. In enger Beziehung hierzu stehen die Ausdrucks- und Kommunikationsfähigkeit. Amrhein (2004, S. 240) hat diese Zusammenhänge in der folgenden Abbildung zusammengefasst. Bei ihm steht auch bei den Ausdrucks- und Kommunikationsfähigkeiten die Bewegung an erster Stelle: Ohne die Bewegung sind die ihnen zugeordneten Ausdrucks- und Kommunikationsmedien Stimme und Instrumente zwangsläufig stumm.

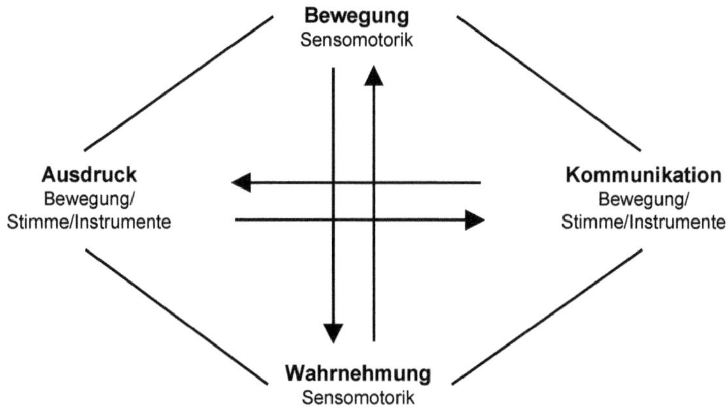

Fähigkeiten, die durch Musik- und Bewegungserziehung gefördert werden (Amrhein 2004, S. 240)

Bei den in meinem musikgeragogischen Projekt unterrichteten Personen mit dementiellen Erkrankungen können diese lerntheoretischen Vorstellungen – das Imitationslernen zusammen mit den bisher bekannten Erkenntnissen zur Funktion der Spiegelneuronen bei Bewegungseinschränkungen durch Schlaganfälle – als Grundlage für ein didaktisches Konzept dienen, das weitaus mehr auf Vormachen („Vorspiegeln") als auf Erklärungen von notwendigen Bewegungsabläufen beruht und damit eben jene Strukturen anregt, welche das Lernen von Bewegungsabläufen durch Imitation steuern. Damit ist ein anderer, mindestens ebenso wichtiger Aspekt des Instrumentalunterrichts angesprochen: das Erlernen und Behalten.

1.5.3 Arbeitshypothesen

1. Personen mit Defiziten aufgrund dementieller Syndrome sind in der Lage, das Spielen der Veeh-Harfe unter musikgeragogischer Anleitung zu erlernen.
2. Musikgeragogische Arbeit mit Personen mit dementiellen Syndromen führt zu einem messbaren Benefit hinsichtlich grob- und feinmotorischer Leistungen der Arme und Hände, die sich auch bei der Bewältigung von Alltagsaufgaben mit Gewinn einsetzen lassen.

2 Teilnehmer, Assessment und Instrumente

2.1 Die Teilnehmer

Die Teilnehmer mit bestehender vaskulärer Demenz bzw. dementiellen Syndromen haben folgende Krankheitsgeschichte:

FRAU A. (83 JAHRE)
Ärztliche Diagnosen: Multifaktorielle Gangstörung mit Schwindel, Knie- und Hüftgelenks-Arthrose, Hüft-Teilendoprothese links, Knie-Teilendoprothese rechts, bekanntes Aneurysma der Aorta, Niereninsuffizienz, Inkontinenz.

Frau A. sitzt im Rollstuhl, sie ist immobil wegen der Hüft-Teilendoprothese.

FRAU E. (93 JAHRE)
Ärztliche Diagnosen: Reine Hypercholesterinämie, Zustand nach Riesenzellarteriitis, Divertikulose, chronisch obstruktive Lungenerkrankung (chronisch obstruktive Bronchitis), tiefe Beinvenenthrombose, Zustand nach Varicosis der unteren Extremitäten, Epicondylitis radialis humeri links, chronische Gastritis, Demenz.
Die Beweglichkeit von Frau E. ist gut.

FRAU H. (81 JAHRE)
Ärztliche Diagnosen: Arterielle Hypertonie, Zustand nach transitorischer ischämischer Attacke (TIA), Hypothyreose, Hyponatriämie, bekannte Epilepsie unklarer Genese.

Bei Frau H. ist die Beweglichkeit etwas eingeschränkt, sie benutzt einen Rollator. Mit Brille kann sie gut sehen. Zu beachten ist, dass sie äußerlich fitter erscheint, als sie in Wirklichkeit ist.

FRAU M. (87 JAHRE)
Ärztliche Diagnosen: Symptomatisches Bauchaortenaneurysma, arterielle Hypertonie, intermittierende Tachyarrhythmia absoluta bei Vorhofflimmern, Herzinsuffizienz, Stenose der Arteria carotis interna, chronische Niereninsuffizienz, Diabetes mellitus Typ II, Struma multinodosa, Zustand nach Vorderwandinfarkt 1995, TIA (v.a. rechtshirnige Durchblutungsstörung), subkortikale arteriosklerotische Enzephalo-

pathie (SAE) mit zentraler Facialisparese links, Demenz bei Hirnatrophie, Gangapraxie.

Bei Frau M. sind wenige Einschränkungen zu beobachten, die eine Unterrichtsstunde beeinträchtigen könnten.

HERR N. (79 JAHRE)
Ärztliche Diagnosen: Diabetes mellitus Typ II, arterielle Hypertonie, Herzinsuffizienz, Septum-Aneurysma, Osteoporose, beginnende Demenz.

Herr N. sitzt im Rollstuhl, seine Beweglichkeit ist extrem eingeschränkt, manchmal benutzt er einen Rollator. Die Kommunikation ist verlangsamt, es besteht die Vermutung einer Aphasie. Die Feinmotorik der Hände ist reduziert.

FRAU T. (89 JAHRE)
Ärztliche Diagnosen: Flächige Infarzierung der linken Kleinhirnhemisphäre, weitere Läsionen der Großhirnhemisphären, rechtshirniger Insult (Arteria cerebri media), Multiinfarkt-Syndrom, Struma multinodosa bei euthyreoter Stoffwechsellage.

Bei Frau T. können folgende Einschränkungen beobachtet werden, die für das Musizieren bzw. den Unterricht am Instrument beachtet werden müssen: Die Feinmotorik der Hände ist reduziert. Sprachäußerungen sind selten, es besteht die Vermutung einer Aphasie.

Das Kleinhirn erfüllt wichtige Aufgaben bei der Steuerung der Motorik, es ist zuständig für die Koordination, die Feinabstimmung und unbewusste Planung. Es ist beteiligt beim Erlernen von Bewegungsabläufen. Beim impliziten Lernen und damit für das prozedurale Gedächtnis spielt es eine Schlüsselrolle. Gut trainierte, automatisierte Bewegungsabläufe werden im Kleinhirn gespeichert, z.B. die Bewegung der Finger beim Klavierspiel. (Gedächtnis 2008)

Bei Patienten mit Kleinhirnläsionen sind kognitive Veränderungen nachweisbar, aber nie wirklich schwerwiegende. Es stellt sich die Frage, ob nicht doch motorische Defizite der eigentliche Grund sind: Der Oberbegriff für die meisten Kleinhirnsymptome ist Ataxie. Wir können vermuten, dass die beobachteten aphasischen Symptome ebenfalls hierdurch mit beeinflusst sind.

Durch eine Bewertung mit Hilfe der Hachinski-Ischämie-Skala (Hachinski et al. 1975) in der Variante nach Rosen et al. (1980) konnten wir für die meisten Teilnehmer eine vaskuläre Demenz annehmen, in einem Fall liegen andere Ursachen für die dementiellen Syndrome vor.

Exemplarische Kontrollen

FRAU I. (82 JAHRE)
Ärztliche Diagnosen: Gonarthrose, Sehbeeinträchtigung einseitig.

Frau I. hatte eine musikalische Ausbildung (Gesang), sie geht gerne in Konzerte mit klassischer Musik.

FRAU U. (86 JAHRE)
Ärztliche Diagnosen: Herzinsuffizienz, Hypothyreose, Gonarthrose, rheumatoide Arthritis, Schwerhörigkeit (mit Hörgeräten versorgt).

Die Kommunikation ist gut. Frau U. geht gerne ins Konzert und liebt klassische Musik. Sie spielte selbst jedoch früher kein Instrument.

Die weiteren Teilnehmer der Kontrollgruppe wiesen keine hier bedeutsamen Besonderheiten auf, so dass auf eine Beschreibung verzichtet werden kann.

2.2 Eingesetzte Testverfahren

2.2.1 Barthel-Index

Zur Beurteilung/Beschreibung der Alltagskompetenz der Teilnehmer wurde der Barthel-Index bestimmt.

Der Barthel-Index ist einer der ältesten und am häufigsten verwendeten ADL-Skalen (Activities of daily living). Er erfasst die körperliche Beeinträchtigung bei älteren Patienten mit der Überprüfung folgender zehn Funktionen (Mahoney und Barthel 1965):

- Essen
- Umlagern (Rollstuhl/Bett)
- Körperpflege
- Toilettenbenutzung
- Baden
- Gehen
- Treppensteigen
- An- und Auskleiden
- Blasenkontinenz
- Stuhlkontinenz

Die einzelnen Funktionen gehen gewichtet mit Punktwerten zwischen 1 und 10 in die Auswertung ein. Die Gesamtsumme kann also zwischen 0 und 100 liegen, wobei 100 Punkte eine Selbständigkeit in allen überprüften Funktionen bedeutet. Validität, Verlässlichkeit und klinische Brauchbarkeit werden sehr gut beurteilt, der Barthel-Index wird im Rahmen des geriatrischen Assessments als auch zur Verlaufsbeobachtung empfohlen (Ivemeyer und Zerfaß 2006). Zur Auswertung des Barthel-Index sollte von einer Operationalisierungsgrundlage Gebrauch gemacht werden, wie sie im Hamburger Einstufungsmanual (2004) vorliegt.

2.2.2 DemTect

Demenz tritt als Folge einer meist chronischen oder fortschreitenden Krankheit des Gehirns mit Störungen vieler höherer kortikaler Funktionen, einschließlich Gedächtnis, Denken, Orientierung, Auffassung, Rechnen, Lernfähigkeit, Sprache und Urteilsvermögen auf. Eine Bewusstseinstrübung wird nicht beobachtet. Kognitive Beeinträchtigungen werden gewöhnlich von Veränderungen der emotionalen Kontrolle, des Sozialverhaltens oder der Motivation begleitet, gelegentlich treten diese auch eher auf. Demenz kommt bei Alzheimer-Krankheit, bei zerebrovaskulären Störungen und bei anderen Zustandsbildern vor, die primär oder sekundär das Gehirn betreffen. (ICD-10-GM (Version 2009) Systematisches Verzeichnis. Siehe die vollständigen Definitionen im Anhang)

Verschiedene Testverfahren sind zur Unterstützung der Demenz-Diagnostik entwickelt worden. DemTect (Demenz-Detektion) ist ein einfaches, rasch und objektiv durchzuführendes und auszuwertendes Demenz-Screening-Verfahren (DemTect 2008). Dieser noch sehr junge Spezialtest zur Früherkennung einer Demenz (Kessler et al. 2000, Calabrese 2002) fand schnell Anklang in der wissenschaftlichen Forschung und bereits Eingang in Lehrbücher.

Der DemTect wird in Form einer Befragung durchgeführt und die Leistungen des Patienten vom Untersucher auf einem Testbogen protokolliert. Er besteht aus fünf Untertests (Ivemeyer und Zerfaß 2006):

- verbales Gedächtnis: zwei Lerndurchgänge einer Wortliste mit 10 Wörtern

- kognitive Flexibilität: Zahlen umwandeln (Zahlen müssen in Worten geschrieben werden und umgekehrt Zahlwörter als Zahlen)
- Wortflüssigkeit: Supermarktaufgabe (in einer Minute sind so viele Dinge wie möglich zu nennen, die man in einem Supermarkt kaufen kann)
- Arbeitsgedächtnis: Zahlenfolge rückwärts sagen
- mittelfristige Gedächtnisleistung: verzögerte freie Wiedergabe der Wortliste

Die Rohwerte des Tests werden in Testwerte umkodiert (für unter und über 60-Jährige getrennt) und dann aufsummiert, so dass die endgültig resultierenden Testwerte unabhängig vom Alter vergleichbar sind. Die Skala reicht von 0 bis 18 Punkten: Werte ab 13 Punkten sprechen für eine angemessene kognitive Leistung, zwischen 9 und 12 Punkten ist von einer milden kognitiven Beeinträchtigung und bei Werten unter 8 von einer Demenz auszugehen. Die Testwerte sollen nicht nur unabhängig von der altersgemäßen Abnahme kognitiver Fähigkeiten, sondern auch unabhängig vom Bildungsgrad sein.

Die Autoren des Tests berichten sehr gute Validität und hohe Beurteilerübereinstimmung für ihr Instrument. Normiert wurde der Test an insgesamt 363 Personen (145 Gesunden, 97 Patienten mit milden kognitiven Beeinträchtigungen, 121 mit Verdacht auf Alzheimer-Krankheit) und mit dem MMST (Mini-Mental-Status-Test) verglichen.

Insgesamt ist der DemTect ein sehr guter Test zur Früherkennung einer Demenz, wobei er mehr Betroffene korrekt erkennt als der weiter verbreitete MMST. (Ivemeyer und Zerfaß 2006)

2.2.3 Hachinski-Ischämie-Skala/Rosen-Ischämie-Skala

Die Hachinski-Ischämie-Skala (Hachinski et al. 1975, Ivemeyer und Zerfaß 2006) ist ein standardisiertes Fremdbeurteilungsverfahren, mit dessen Hilfe sich die Differentialdiagnose zwischen Alzheimer- und vaskulärer Demenz oft mit hinreichender Sicherheit stellen lässt. Ergibt sich ein Punktwert von 7 bis 18, so liegt mit großer Sicherheit eine Multiinfarkt-Demenz vor. Bei Punktwerten zwischen 5 und 6 liegt eine Mischform zwischen vaskulärer Demenz und Alzheimer-Krankheit vor, bzw. die Zuordnung zu einer bestimmten Form ist nicht eindeutig. Bei Werten bis 4 handelt es sich um eine primär degenerative Demenz. Je niedriger die Punktzahl, umso wahrscheinlicher liegt eine primär degenerative Demenzerkrankung vor, je höher die Punktzahl ausfällt, um so eher ist eine vaskuläre Demenz anzunehmen.

Hachinski-Ischämie-Skala	Punkte
1. Plötzlicher Beginn der Erkrankung	2
2. Schrittweise Verschlechterung	1
3. Wechselhafter Verlauf der Symptomatik	2
4. Nächtliche Verwirrtheit	1
5. Persönlichkeit ist eher erhalten	1
6. Depression	1
7. Körperliche Beschwerden	1
8. Affektinkontinenz (Verlust der emotionalen Kontrolle)	1
9. Bluthochdruck in der Vorgeschichte	1
10. Schlaganfall / Schlaganfälle in der Vorgeschichte	2
11. Vorliegen eines arteriosklerotischen Gefäßleidens außerhalb des Gehirns, z.B. an den Füßen	1
12. Neurologische Herdsymptome, z.B. Lähmungen, Sprachstörungen o.ä.	2
13. Neurologische Herdzeichen, z.B. pathologische Reflexe	2

Können die einzelnen Aussagen der Hachinski-Ischämie-Skala mit ja beantwortet werden, dann werden die aufgeführten Punkte vergeben und aufsummiert. Die grau unterlegten Aussagen entsprechen der Ischämie-Skala nach Rosen (Rosen et al. 1980). Bei ihr weist eine Punktzahl von 0 bis 3 Punkten auf eine Demenz vom Alzheimer-Typ, von 4 bis 12 Punkten auf eine Multiinfarkt-Demenz hin.

Wir haben diese Ischämie-Skalen eingesetzt, um die uns zugänglichen ärztlichen Diagnosen da zu ergänzen, wo eine Differenzierung zwischen degenerativen Demenzen vom Alzheimer Typ einerseits und vaskulären Demenzen andererseits fehlte.

2.2.4 Nine-Hole-Peg-Test

Dieser Test misst die Fingergeschicklichkeit. Neun Dübel müssen aus einer Schale genommen und in je ein Loch einer Lochplatte gesteckt werden. Es wird die Zeit gestoppt, die für die Bewältigung aller neun Dübel gebraucht wird. Das beste Ergebnis wird durch eine möglichst geringe Zeit bzw. durch möglichst viele Dübel pro vorgegebener Zeit erreicht (Mathiowetz et al. 1985a, Heller et al. 1987).

Zur Auswertung der Daten folgen wir der Methodik von Schneider (2007), insbesondere sind die vorgenommenen Skalierungen zur Ermittlung der Punktwerte übernommen worden. Hierdurch wird eine Vergleichbarkeit der Daten angestrebt.

Folgende Skalierungen wurden eingesetzt: 245–255 sec = PW 1, 235–245 sec = PW 2, usw. Die Differenz von 10 sec für einen beliebigen Punktwert (PW) entspricht dabei genau derselben Differenz bei Schneider. Dadurch können Prä-Post-Vergleiche auf der Basis der Differenz der Punktwerte des Nine-Hole-Peg-Tests mit denen bei Schneider direkt verglichen werden.

2.2.5 Box and Block Test

Der Box and Block Test (BBT) (Cromwell 1965) erfasst die Geschwindigkeit der Bewegung, die durch die Anzahl bewegter Würfel pro 60 Sekunden gemessen wird. Dieser Test misst die manuelle Geschicklichkeit der oberen Extremitäten und die grobmotorische Koordination. Das Testkit besteht aus einer zweigeteilten Box, in der sich in zufälliger Anordnung 150 bunte Würfel befinden. Es werden 60 Sekunden lang einzelne Würfel von einer Seite der Box zur anderen Seite über die Trennwand transportiert und die Würfel dort fallengelassen. Angewendet werden kann der Test bei Kindern und bei älteren Menschen ab 60 (Bös 2001, S. 303–304, Schneider 2007). Dieses Verfahren repräsentiert viele Bewegungen, die für Alltagsaktivitäten benötigt werden, wie zum Beispiel Greifen, Transportieren und Loslassen. Ein Transfer dieser Aufgabe in alltägliche Anforderungen erscheint denkbar zu sein (Pinkowski 2002).

Gemessen wird die Anzahl der transportierten Würfel pro Zeiteinheit (60 Sekunden). Dabei wird jeweils mit der rechten Hand vom rechten Fach ins linke Fach transportiert, anschließend umgekehrt mit der linken Hand vom linken Fach ins rechte.

Für den Box and Block Test sind Normdaten für alle Altersgruppen beschrieben worden (Mathiowetz et al. 1985b, Desrosiers et al. 1994). Der Test gilt als gut validiert (Pinkowski 2002) und als empfindlich genug, um klinisch relevante Veränderungen beschreiben zu können (De Weerdt und Harrison 1985, Goodkin et al. 1988). Die Verwendung der Normdaten erlaubt die Unterscheidung zwischen rein altersbedingten Einschränkungen und tatsächlichen Funktionsbeeinträchtigungen (Bös 2001, S. 304).

2.2.6 Aachener Aphasie Test

Aphasie ist eine zentrale Sprachstörung mit Beeinträchtigungen in verschiedenen Komponenten des Sprachsystems (Phonologie, Lexikon, Syntax, Semantik) (Huber et al. 1982). Diese Störungen erstrecken sich auf alle expressiven und rezeptiven sprachlichen Ausformungen: Sprechen und Verstehen, Lesen und Schreiben. Eine Aphasie wird als instrumentelle sprachliche Störung aufgefasst, die notwendigerweise auch zu einer Störung des Kommunikationsverhaltens der Betroffenen führt (Huber et al. 1983, S. 7).

Der Aachener Aphasie Test (AAT) ist ein für die deutsche Sprache entwickeltes, psychometrisch abgesichertes und normiertes Verfahren zur Diagnose von Aphasien (Huber et al. 1983). Der Test erlaubt eine verlässliche Beurteilung der Spontansprache auf sechs neurolinguistischen Beobachtungsebenen. In seinen Untertests werden sprachliche Störungen beim Nachsprechen, Lesen und Schreiben, Benennen und im Sprachverständnis erfasst. Ein weiterer Bestandteil ist der Token Test (DeRenzi und Vignolo 1962) in der Standardisierung für das Deutsche von Orgass (Orgass 1976), der zusätzliche Informationen zur Abgrenzung von nichtaphasischen Störungen und zur Bewertung des Schweregrads der Aphasie ermöglicht.

Die sechs Untertests des AAT zur Diagnostik der Aphasie	
Spontansprache	Bewertet werden (0 bis maximal 5 Punkte): Kommunikationsverhalten, Artikulation & Prosodie, Automatismen, Semantik, Phonematik und Syntax
Token Test	Zeigen und Zuordnen von geometrischen Formen, verschiedenen Farben und verschiedenen Größen
Nachsprechen	10 Laute, 10 einsilbige Wörter, 10 Lehn- und Fremdwörter, 10 komplexe Wörter und 10 Sätze
Schriftsprache	Lautes Lesen, Zusammensetzen von Buchstaben-/Wortkarten nach Diktat und Schreiben nach Diktat
Benennen	Abbildungen benennen: 10 einfache Nomina, 10 Farbadjektive, 10 Komposita und 10 Situationen
Sprachverständnis	Auditives Verständnis für Wörter, auditives Verständnis für Sätze, Lesesinnverständnis für Wörter und Lesesinnverständnis für Sätze

Die diagnostischen Ziele, die mit dem AAT erreicht werden können, umfassen die Erkennung von aphasischen Patienten gegenüber hirngeschädigten Patienten ohne Aphasie, die Klassifizierung von aphasischen Patienten nach einem der vier Standardsyndrome globale, Wernicke-, Broca- und amnestische Aphasie bzw. Einstufung als nichtklassifizierbare Aphasie, die Bestimmung des Schweregrades der aphasischen Störung insgesamt und für jedes der vier Standardsyndrome sowie die Identifizierung von Nicht-Standard-Aphasien (Huber et al. 1983, Handanweisung, S. 5ff.).

Der AAT eignet sich sowohl für einen einmaligen Test zur Feststellung und Beschreibung aphasischer Syndrome als auch für eine wiederholte Anwendung zur kontrollierten Beobachtung des Verlaufs von Aphasien. Die Normierung wurde nahezu ausschließlich an aphasischen Patienten mit vaskulärer Ätiologie vorgenommen (Huber et al. 1983, Handanweisung, S. 7). Sein Aufbau erlaubt bereits die Erfassung leichter aphasischer Störungen.

Der Token Test ist im Rahmen eines geriatrischen Assessments auch einzeln einsetzbar, um Aphasiker von nichtaphasischen Hirngeschädigten zu unterscheiden und den Schweregrad der Aphasie zu beschreiben (Bonillo et al. 2001, Eckold und Helmenstein 2001).

Zur Auswertung des Aachener Aphasie Tests wurde das Computerprogramm AATP 4.0 der Fa. Phoenix Software GmbH Bonn eingesetzt. Den Herren Grießl und Müngersdorff von der Fa. Phoenix Software Bonn bin ich für die kostenlose, zeitlich befristete Überlassung der Software für diese Arbeit sehr verbunden.

2.3 Instrumente und Notenmaterial

2.3.1 Veeh-Harfe

Im ausgehenden 19. Jahrhundert haben Musikinstrumentefabriken nach Instrumentenformen gesucht, die sich ohne besondere Notenkenntnisse im Selbststudium erlernen lassen. Die griffbrettlose Akkordzither war ein solches Instrument, das ab etwa 1880 in Deutschland und den USA angeboten wurde. Mit einem speziell für das Instrument entwickelten Notensystem konnten auch musikalische Laien rasch zu Erfolgen gelangen. Die Saiten der Akkordzither verlaufen senkrecht vom Spieler, links sind die Begleitsaiten angeordnet, die in Bündeln Akkorde wiedergeben können, rechts sind die Melodiesaiten, unter welche die Spielschablonen gelegt werden können. (Akkordzither 2008)

Die Veeh-Harfe (Veeh 2008) ist ein von der Akkordzither abgeleitetes Instrument, bei dem wie bei dieser die Saiten auf der Vorderseite des Resonanzkörpers senkrecht zum Spieler parallel verlaufen. Wie diese verfügt die Veeh-Harfe über die Möglichkeit, Spielschablonen in einer vereinfachten Notenschrift unter die Saiten zu legen. Das Instrument kann mit einem Standfuß auf einem Tisch stehend oder vor dem Spieler angeordnet werden, es kann auf dem Schoß stehend gegen eine Tischplatte gelehnt, mit der Hand gehalten und im Stehen frei beweglich gespielt werden. Je nachdem, ob das Instrument mit einer Hand gehalten oder ob es auf dem Standfuß oder gegen einen Tisch gelehnt wird, ist das Spielen auch beidhändig möglich.

Die Saiten werden gezupft. Je nach motorischen Voraussetzungen des Spielers können ein Plektrum oder die Finger hierzu benutzt werden. Der vertikale Verlauf der Saiten erleichtert das Sehen der untergelegten Noten. Das Spiel mit Instrument auf dem Schoß ergibt einen bequemen Betrachtungswinkel und eine gute Erreichbarkeit der Saiten mit den Händen. Zweistimmiges Spielen ist so möglich, ebenfalls schnelleres einstimmiges Spiel mit beiden Händen.

Gegenüber der seit dem ausgehenden 19. Jahrhundert bekannten Akkordzither hat Hermann Veeh ein Instrument geschaffen, bei welchem er folgende Vorteile sieht:

> 1. Der größere Saitenabstand, folglich ein größeres Unterlegblatt und ein deutlicheres Notenbild.
>
> 2. Das Weglegen des Zitherringes und Zupfen mit den Fingern.
>
> 3. Das Verwenden der linken Hand für zweistimmiges Zupfen.
>
> 4. Punkt 3. erschließt die Möglichkeit, die linke Hand für flotteres einstimmiges Spiel mit einzubeziehen.
>
> 5. Das Notenschreiben für die Möglichkeiten und Bedürfnisse der Spieler, auch das Auswählen der Lieder, möglichst bekannte, gewünschte, die dem Temperament und sonstigen zu berücksichtigenden Gegebenheiten am nächsten kamen.
>
> 6. Fürsorgliche Unterstützung beim häuslichen Musizieren, mit Singen, mit Spielen, Einbeziehen, Zuhören, Beachten, Anerkennen und Vorspielen lassen.
>
> 7. Das Instrument wurde von der auf dem Tisch liegenden Stellung weggenommen, in besser einsehbare und zugreifbare Stellungen bis hin zur freien Beweglichkeit im Stehen und Gehen.
>
> 8. Das zwar einfache Instrument Akkordzither wurde aufgeteilt in vier verschiedene, in kritischen Punkten weiter vereinfachte Instrumente, dann in acht Hände gegeben. Das ergibt eine musizierende Gruppe, von der ich lange träumte. Ich trage die Vision weiter mit mir herum, dass es dann möglich werden müsste, dass da und dort auch andere Musiker mit uns spielen werden.
>
> 9. Die von mir anfangs nicht erkannten Punkte, wie Stimmgeräte (ich baute ein Jahr Harfen, ohne zu wissen, dass es Stimmgeräte gibt, konnte mir auch nicht vorstellen, wie diese funktionieren sollten), Kopiergeräte und das große Interesse von Nichtbehinderten haben ebenfalls dazu beigetragen, mein Anliegen, ein Saiteninstrument für behinderte Menschen und das Musizieren mit ihnen, gut voranzubringen. (Veeh 1997, S. 10)

Das Spielen der Veeh-Harfe ist einfach erlernbar, es sind keine Notenkenntnisse notwendig. Dennoch kann mit Hilfe der Notenschablonen musiziert werden, auch im Ensemble mit anderen Veeh-Harfen oder anderen Instrumenten. Unter den Saiten auf dem Resonanzkörper des

Instruments liegt das Notenblatt. Die Noten einer Melodie oder einer Stimme sind in vertikaler Richtung genau unter den anzuzupfenden Saiten angeordnet und dem Melodieverlauf folgend mit einer Linie verbunden. Durch die vereinfachte Zithernotation und den Einbezug graphischer Hilfen ist es musikalischen Laien möglich, ohne musikalische Vorkenntnisse auf dem Instrument Melodien zu spielen. (Hartogh 1998a, Hartogh und Wickel 2004, S. 120)

Die Veeh-Harfe wird heute außer in Behinderteneinrichtungen auch in Kindergärten, Schulen und Seniorenheimen eingesetzt. Fünf zentrale Aspekte des Normalisierungsprinzips beim Musizieren mit Behinderten lassen sich mit Veeh-Harfen realisieren (Hartogh 1997, 1998b, Hartogh und Wickel 2008, S. 96f.):

1. Ganzheitlichkeit: Beim gemeinsamen Musizieren wird der Mensch ganzheitlich gefördert, wobei die motorische Dimension durch das Zupfen der Saiten angesprochen wird (Feinmotorik, Auge-Hand-Koordination etc.), der kognitive Bereich durch das Erfassen der musikalischen Strukturen in Melodie und Rhythmus (Erkennen, Konzentration und Gedächtnis) trainiert wird, im sozialen Bereich werden durch das gemeinsame Musizieren soziale Verhaltensweisen (Akzeptanz, Zuhören, Helfen) gefördert, schließlich werden die Emotionen angesprochen, die Freude am Musizieren und das Ausdrücken von Gefühlen über die Musik.

2. Selbständigkeit: Auch behinderte Menschen können nach entsprechender Anleitung eigenständig und unabhängig von fremder Hilfe das Instrument spielen. Selbständigkeit ist oft in anderen Lebensbereichen der Behinderten eingeschränkt. Der Spielende erfährt sich in der Gruppe als gleichberechtigte Person, die eigenständig Entscheidungen treffen muss. Selbstbewusstsein und Selbstwertgefühl werden gefördert.

3. Altersangemessenheit: Nach dem Normalisierungsprinzip hat jeder behinderte Mensch das Recht auf altersangemessene Bildungsangebote, also auch die Musik zu hören und zu spielen, die seinem biologischen Alter entspricht. In der musikpädagogischen Praxis werden stattdessen vielen erwachsenen Behinderten Kinderinstrumente und Kindermusik angeboten, die ihrem diagnostizierten Alter und Entwicklungsstand entsprechen. Die Veeh-Harfe ermöglicht hingegen altersangemessene musikalische Betätigung, es können Musikstücke unterschiedlicher musikalischer Gattungen gespielt werden.

4. Integration: Die Veeh-Harfe erlaubt dank ihrer relativ einfachen Handhabung ein gleichberechtigtes Musizieren mit nichtbehinder-

ten Menschen. Somit erfährt auch der Behinderte Akzeptanz und Anerkennung im gemeinsamen Ensemblespiel.

5. Teilhabe an der Kultur: Die Veeh-Harfe eröffnet dem Spieler einen Zugang zu einem breiten Angebot von Musikrichtungen, die auch von nichtbehinderten Menschen geschätzt und gespielt werden. Durch das Spielen dieses Instruments kann der Behinderte unabhängig von seiner Behinderung an der Kultur teilhaben.

Von dem Instrument gibt es heute vier verschiedene Modelle mit unterschiedlichen Größen, Saitenabständen und Tonumfängen: ein 18-saitiges Instrument mit dem Tonumfang h–e", ein Standardmodell mit 25 Saiten mit dem Tonumfang g–g", ein Modell mit 37 Saiten und dem Tonumfang G–g" sowie ein Modell mit vergrößertem Saitenabstand und dem Tonumfang h–e" mit 18 Saiten. Vom Standardmodell gibt es weiterhin eine Bass/Tenor-Version mit dickeren Saiten, die eine Oktave tiefer klingt als notiert.

In meinem Projekt habe ich Standardmodelle und gelegentlich die Bass/Tenorharfe eingesetzt. Neben den hier besprochenen Instrumenten von Hermann Veeh gibt es ähnlich gestaltete Instrumente, wie z.B. die sog. Zauberharfen (Zauberharfe 2008) und Tischharfen (Tischharfe 2008), die ebenso eingesetzt werden können.

2.3.2 Weitere Instrumente

Im Unterricht und für die Hausmusikstunde mit Angehörigen wurden zusätzlich zu Veeh-Harfen folgende Instrumente eingesetzt:

- Violine, Viola
- Keyboard (Yamaha PSR 195)
- Claves (Klanghölzer)
- Handtrommel für Rhythmusübungen

2.3.3 Notenmaterial und Musizierschablonen

Das für die Veeh-Harfe geeignete Notenmaterial ist ein Unterlegblatt, auf dem durch Punkte und Verbindungslinien Töne und die Abfolge der Töne visualisiert werden. Notenwerte werden dabei durch unterschiedliche Gestaltung der Punkte repräsentiert. Das Schreiben der Musizierschablonen ist einfach möglich, indem man eine Rasterschablone unterlegt, die dem Saitenabstand der Instrumente entspricht. Zudem gibt es mit dem Computerprogramm Veeh-Noten 2.1 (Veeh 2008) eine Hilfe zum Erstellen der Musizierschablonen, welches die Anordnung der Noten automatisiert und dadurch ein ansprechendes, leicht lesbares Notenbild ergibt.

Ein besonderer Vorteil der Konstruktion der Veeh-Harfe ist es, dass durch Verschieben der Musizierschablone leicht nach oben oder unten transponiert werden kann. Dies ist besonders vorteilhaft, wenn zu den Harfenstimmen auch gesungen werden soll.

Veeh-Noten werden in thematisch abgestimmten Konvoluten auch im Handel angeboten. In meinem Projekt habe ich folgendes Notenmaterial eingesetzt:

KLASSISCHE MUSIK

- Pierre Phalèse (1510–1573): Schiarazula Marazula Variationen – Bearb.: Sibylle Hoedt-Schmidt. – Quelle: Notenmappe – „Kleine Stücke großer Meister“: 20 klassische Stücke bearbeitet von Johanna Veeh-Krauß. – Gülchsheim: Hermann Veeh GmbH.
- Bransle (16. Jh.) – In: Notenmappe – „Kleine Stücke großer Meister“: 20 klassische Stücke bearbeitet von Johanna Veeh-Krauß. – Gülchsheim: Hermann Veeh GmbH.
- Marc-Antoine Charpentier (um 1634–1704): Präludium des Te Deum in D-Dur „Eurovisionsmelodie“. – In: Notenmappe – „Kleine Stücke großer Meister“: 20 klassische Stücke bearbeitet von Johanna Veeh-Krauß. – Gülchsheim: Hermann Veeh GmbH.
- Henry Purcell (1659–1695): Rigaudon. – In: Da capo: Unterrichtswerk für Veeh-Harfe von Holger Anders. – Gülchsheim: Hermann Veeh GmbH. Blatt 81.
- Leopold Mozart (1719–1787): Schwabentanz. – In: Notenmappe – „Kleine Stücke großer Meister“: 20 klassische Stücke bearbeitet von Johanna Veeh-Krauß. – Gülchsheim: Hermann Veeh GmbH.
- Wolfgang Amadeus Mozart (1756–1791): Andantino. – In: Notenmappe – „Kleine Stücke großer Meister“: 20 klassische Stücke bear-

beitet von Johanna Veeh-Krauß. – Gülchsheim: Hermann Veeh GmbH.

- Wolfgang Amadeus Mozart (1756–1791): Menuett. – In: Notenmappe – „Kleine Stücke großer Meister“: 20 klassische Stücke bearbeitet von Johanna Veeh-Krauß. – Gülchsheim: Hermann Veeh GmbH.
- Wolfgang Amadeus Mozart (1756–1791): Tanz. – In: Notenmappe – „Kleine Stücke großer Meister“: 20 klassische Stücke bearbeitet von Johanna Veeh-Krauß. – Gülchsheim: Hermann Veeh GmbH.
- Ludwig van Beethoven (1770–1827): Freude, schöner Götterfunken. Hauptmotiv aus dem Schlusschor der Sinfonie Nr. 9 d-Moll op. 125 über Friedrich Schillers Ode an die Freude, „Europahymne“. – In: Notenmappe – „Kleine Stücke großer Meister“: 20 klassische Stücke bearbeitet von Johanna Veeh-Krauß. – Gülchsheim: Hermann Veeh GmbH.
- Franz Schubert (1797–1828): Die Forelle (op. 32 / D 550). – In: Notenmappe – „7 Schubert Lieder“: bearbeitet von Johanna Veeh-Krauß. – Gülchsheim: Hermann Veeh GmbH.
- Franz Schubert (1797–1828): Heidenröslein. – In: Notenmappe – „7 Schubert Lieder“: bearbeitet von Johanna Veeh-Krauß. – Gülchsheim: Hermann Veeh GmbH.
- Robert Schumann (1810–1856): Ein Choral. – In: Notenmappe – „Kleine Stücke großer Meister“: 20 klassische Stücke bearbeitet von Johanna Veeh-Krauß. – Gülchsheim: Hermann Veeh GmbH.

Operettenmelodien

- Ach, ich hab' sie ja nur auf die Schulter geküsst (Karl Millöcker: Der Bettelstudent). – Zweistimmig für Veeh-Harfe bearbeitet von Sibylle Hoedt-Schmidt.
- Cancan (Jacques Offenbach: Orpheus in der Unterwelt). – Zweistimmig für Veeh-Harfe bearbeitet von Sibylle Hoedt-Schmidt.
- Ich bin nur ein armer Wandergesell (Eduard Künneke: Der Vetter aus Dingsda). – Bearbeitet für Veeh-Harfe von Sibylle Hoedt-Schmidt.

- Alle Vögel sind schon da. – In: Da capo: Unterrichtswerk für Veeh-Harfe von Holger Anders. – Gülchsheim: Hermann Veeh GmbH. Blatt 71.
- Auf Wiederseh'n. – Musik und Text: Eberhard Storch. Musik-Edition Europaton / Peter Schaeffers. – Bearbeitet für Veeh-Harfe und Gesang von Sibylle Hoedt-Schmidt.
- Bruder Jakob. – In: Notenmappe – „Klimperfein": 35 Kinderlieder bearbeitet von Johanna Veeh-Krauß, illustriert von Georg Bauer. – Gülchsheim: Hermann Veeh GmbH.
- Bunt sind schon die Wälder. – In: Notenmappe – „In froher Rund": 26 Volkslieder bearbeitet von Johanna Veeh-Krauß, illustriert von Andrea Kremer. – Gülchsheim: Hermann Veeh GmbH.
- Du, du liegst mir am Herzen. – Zweistimmig für Veeh-Harfe bearbeitet von Sibylle Hoedt-Schmidt.
- Es war eine Mutter, die hatte vier Kinder. – In: Da capo: Unterrichtswerk für Veeh-Harfe von Holger Anders. – Gülchsheim: Hermann Veeh GmbH. Blatt 33–34. – Dritte Begleitstimme bearbeitet von Sibylle Hoedt-Schmidt.
- Froh zu sein bedarf es wenig. – In: Notenmappe – „Klimperfein": 35 Kinderlieder bearbeitet von Johanna Veeh-Krauß, illustriert von Georg Bauer. – Gülchsheim: Hermann Veeh GmbH. – Begleitstimmen: Sibylle Hoedt-Schmidt.
- Geburtstagskanon. – Mit Begleitstimme für Veeh-Harfe bearbeitet von Sibylle Hoedt-Schmidt.
- Hejo, spann den Wagen an. – In: Notenmappe – „Klimperfein": 35 Kinderlieder bearbeitet von Johanna Veeh-Krauß, illustriert von Georg Bauer. – Gülchsheim: Hermann Veeh GmbH.
- Im Märzen der Bauer die Rösslein einspannt. – In: Da capo: Unterrichtswerk für Veeh-Harfe von Holger Anders. – Gülchsheim: Hermann Veeh GmbH. Blatt 50. – Begleitstimme bearbeitet von Sibylle Hoedt-Schmidt.
- In Mutters Stübele. – In: Da capo: Unterrichtswerk für Veeh-Harfe von Holger Anders. – Gülchsheim: Hermann Veeh GmbH. Blatt 30–32.

- Kein schöner Land in dieser Zeit. – In: Notenmappe – „In froher Rund“: 26 Volkslieder bearbeitet von Johanna Veeh-Krauß, illustriert von Andrea Kremer. – Gülchsheim: Hermann Veeh GmbH.
- O wie wohl ist mir am Abend. – In: Notenmappe – „In froher Rund“: 26 Volkslieder bearbeitet von Johanna Veeh-Krauß, illustriert von Andrea Kremer. – Gülchsheim: Hermann Veeh GmbH.
- Der Schneewalzer (Thomas Koschat). – Zweistimmig in zwei Teilen für Veeh-Harfe bearbeitet von Sibylle Hoedt-Schmidt.
- So ein Tag, so wunderschön wie heute (Refrain). – Bearbeitet für Veeh-Harfe von Sibylle Hoedt-Schmidt.
- Das Wandern ist des Müllers Lust. – Bearbeitet für Veeh-Harfe von Sibylle Hoedt-Schmidt.
- Wem Gott will rechte Gunst erweisen. – In: Notenmappe – „In froher Rund“: 26 Volkslieder bearbeitet von Johanna Veeh-Krauß, illustriert von Andrea Kremer. – Gülchsheim: Hermann Veeh GmbH.
- Wir zupfen gemeinsam Töne (auf die „Eurovisionsmelodie“ von Marc-Antoine Charpentier). – Text: Sibylle Hoedt-Schmidt.
- Die Vogelhochzeit. – In: Notenmappe – „Klimperfein“: 35 Kinderlieder bearbeitet von Johanna Veeh-Krauß, illustriert von Georg Bauer. – Gülchsheim: Hermann Veeh GmbH. – Dritte Stimme bearbeitet von Sibylle Hoedt-Schmidt.
- Zum Geburtstag viel Glück. – In: Da capo: Unterrichtswerk für Veeh-Harfe von Holger Anders. – Gülchsheim: Hermann Veeh GmbH. Blatt 66–67.
- Zum Tanze, da geht ein Mädel. – In: Notenmappe – „In froher Rund“: 26 Volkslieder bearbeitet von Johanna Veeh-Krauß, illustriert von Andrea Kremer. – Gülchsheim: Hermann Veeh GmbH. – Zweite Stimme bearbeitet von Sibylle Hoedt-Schmidt.

VOLKSMUSIK

- Ennstaler Polka. – Vierstimmig für Veeh-Harfe bearbeitet von Sibylle Hoedt-Schmidt.
- Ländler. – Mit Begleitstimmen für Veeh-Harfe bearbeitet von Sibylle Hoedt-Schmidt.

- Polka Drikusmann (Holzschuhtanz). – Zweistimmig für Veeh-Harfe bearbeitet von Sibylle Hoedt-Schmidt.
- Schottische Volksmusik. – Zweistimmig für Veeh-Harfe bearbeitet von Sibylle Hoedt-Schmidt.

SPIELMUSIK
- Echospiel. – In: Da capo: Unterrichtswerk für Veeh-Harfe von Holger Anders. – Gülchsheim: Hermann Veeh GmbH. Blatt 26.
- Einfaches Echospiel (Palindrom). – Bearbeitet für Veeh-Harfe von Sibylle Hoedt-Schmidt.
- Kleiner Tanz. – In: Da capo: Unterrichtswerk für Veeh-Harfe von Holger Anders. – Gülchsheim: Hermann Veeh GmbH. Blatt 29.
- Pentatonik. – In: Da capo: Unterrichtswerk für Veeh-Harfe von Holger Anders. – Gülchsheim: Hermann Veeh GmbH. Blatt 10.
- Pentatonik. – In: Da capo: Unterrichtswerk für Veeh-Harfe von Holger Anders. – Gülchsheim: Hermann Veeh GmbH. Blatt 20.
- Pentatonik. – In: Da capo: Unterrichtswerk für Veeh-Harfe von Holger Anders. – Gülchsheim: Hermann Veeh GmbH. Blatt 21.
- Pentatonik. – In: Da capo: Unterrichtswerk für Veeh-Harfe von Holger Anders. – Gülchsheim: Hermann Veeh GmbH. Blatt 22.
- Pentatonik. – In: Da capo: Unterrichtswerk für Veeh-Harfe von Holger Anders. – Gülchsheim: Hermann Veeh GmbH. Blatt 23.
- Walzer. – In: Da capo: Unterrichtswerk für Veeh-Harfe von Holger Anders. – Gülchsheim: Hermann Veeh GmbH. Blatt 76.

2.4 Rahmenbedingungen

2.4.1 Räumlichkeiten

Der Einzelunterricht findet in der gewohnten häuslichen Umgebung der Teilnehmer statt: Wohnzimmer der Wohnung, Aufenthaltsraum im Seniorenheim bzw. Raum des Seniorenclubs im Pfarrzentrum. Es ist immer sitzend am Tisch musiziert worden. Für die Veeh-Harfe ist dies sehr geeignet, da das Instrument auf den Schoß gestützt am Tisch anliegen kann und nicht gehalten werden muss. Beide Hände sind zum Spielen des Instrumentes frei. Für einige Teilnehmer ist auf Wunsch das Instrument mit einem Aufstellfuß auf den Tisch gestellt worden.

Wichtig ist die schattenfreie Beleuchtung, idealerweise von oben. Seitliches Licht erzeugt Schattenwürfe der Saiten neben der eigentlichen Saitenlage. Dies führt oftmals zu Fehlern, weil die zu zupfende Saite mit dem Schatten verwechselt wird. Bei Personen mit eingeschränktem Gesichtsfeld sind Musiziervorlagen ideal, bei denen nicht der gesamte Tonumfang ausgenutzt wird. Dies erleichtert das Platzieren des Instrumentes vor dem Spieler so, dass das Gesichtsfeld den gesamten Notentext uneingeschränkt einsehen kann.

2.4.2 Unterrichtsprotokoll

Der Verlauf der Unterrichtseinheiten wurde nachträglich in Stundenprotokollen festgehalten, die mit einem Diktiergerät aufgezeichnet wurden. Die Abschriften der Stundenprotokolle sind im Anhang enthalten.

2.4.3 Unterrichtsmitschau

Während des Unterrichts werden Videoclips mit einer Digitalkamera aufgenommen und anschließend analysiert. Diese Analysen ergänzen in idealer Weise die Unterrichtsprotokolle und können diese v.a. in methodisch-didaktischer Weise ergänzen.

In diesem Projekt können somit die eingesetzten Konzepte einer ständigen Überprüfung unterzogen werden. Die Vorbereitung der nächsten Unterrichtsstunde ist erleichtert, da man sich nicht allein auf die Erinnerung verlassen muss, welche im Protokoll festgehalten wurde. Der Musikgeragoge kann jederzeit auf die Videoclips zurückgreifen und seine Unterrichtsvorbereitung optimal den vorgefundenen persönlichen Ressourcen des Schülers anpassen. So entstehen im Idealfall dokumentierte Erfahrungen, die bei der späteren Unterrichtsplanung mit anderen dementen Personen von Nutzen sein können.

2.4.4 Interne und externe Hilfen

Zur Unterrichtsmitschau mit Videokamera war teilweise eine dritte Person anwesend, welche den Teilnehmern bekannt war. Eine Pflegeperson im häuslichen Bereich war, falls vorhanden, während des Unterrichts zugegen, jedoch nicht generell involviert.

2.5 Strukturierung der Einzelstunden

Hartogh (2008) hat zu Recht darauf hingewiesen, dass Musizieren im Alter als Aufgabenfeld der Musikpädagogik keine „musikalische Späterziehung" im Gegensatz zur musikalischen Früherziehung im Kindesalter darstellen darf. Vielmehr sei eine musikalische Bildung zu vermitteln, keineswegs aber im Sinne einer musikalischen Hochkultur, „sondern als Hinführung zu musikalischem Erleben und Verstehen, das auch die Unterhaltungsmusik einschließt." (Hartogh 2008, S. 155)

> Ob in der Arbeit mit rüstigen Senioren oder dementen Menschen – in jedem Fall sollte eine Pädagogisierung des Alters vermieden werden, die aus alten Menschen Erziehungsobjekte macht; [...] daher ist dem alten Menschen nicht über Erziehungsziele (z.B. musikalische Späterziehung) und Problemsichten (Pflegebedürftigkeit, Krankheit, Behinderung, Defizite) zu begegnen, sondern über seine individuellen musikalischen Kompetenzen und Interessen. In dieser Perspektive sind Musizieren und Musikhören keine Beschäftigungstherapie, sondern selbstbestimmtes sinnvolles Tun, das das Recht auf Nicht-Musizieren einschließt.
>
> Der alte Mensch ist nicht musikalisch zu erziehen, da er angesichts seiner Lebenserfahrungen und seines Gewordenseins der Notwendigkeit von Erziehung entwachsen ist. [...] Aufgrund der besonderen psychischen und physischen Disposition des alten Menschen und seines biographischen Erfahrungshorizontes müssen daher Ziele und Methoden in der Altenarbeit anders bestimmt werden als in der Arbeit mit Kindern und Jugendlichen. (Hartogh 2008, S. 155f.)

Gleichwohl, oder eben deshalb, ist die Planung der Einzelstunden notwendig und muss auch didaktischen Rahmenbedingungen in Grenzen folgen, um eine Beliebigkeit des musikgeragogischen Handelns auszuschließen. Die genannten Einwände Hartoghs (Hartogh 2008, S. 155f.) bedingen die Analyse der Motivation und Kompetenzen der Personen, die daraus abgeleiteten Hilfestellungen und notwendigen Rahmenbedingungen, um die „Unterrichtsstunde" vorstrukturieren zu können.

Es ist aus unserer Sicht nicht notwendig, jede Stunde derart ausführlich vorzubereiten, wie es exemplarisch für einige Meilensteine im Zuge meines Projektes hier dargestellt wird. Es muss aber eindrücklich vor einer Beliebigkeit gewarnt werden, die sich bei falscher Interpretation der Einwände von Hartogh (Hartogh 2008, S. 155f.) durchaus ergeben könnten: das Ziel ist nicht, den beliebigen Rahmen für eine beliebige Beschäftigung mit Musik zu liefern – das wäre dann die zu Recht kritisierte Beschäftigungstherapie –, sondern das Ziel ist, persönliche Kompetenzen derart zu fördern, dass ein musikalisches Erlebnis der selbst erreichten Beherrschung des Instrumentes die Folge ist. Eine strukturierte Planung ist demnach unerlässlich.

Ebenso unerlässlich ist die anschließende Reflexion über die abgelaufene Musizierstunde. Wir haben zumeist unmittelbar danach mit Hilfe eines Diktiergerätes den Stundenablauf verbal protokolliert und später transskribiert. Im Vordergrund der Beschreibung des Geschehens sollte die Überprüfung der von Schneider (2007, S. 31f.) angeführten Grundprinzipien des motorischen Lernens sein: Inwieweit ließ sich also während der Musizierstunde durch (1) repetitives, aktives Training einzelner Bewegungen ein Erfolg erzielen, führte (2) die Anpassung der Leistungsanforderung an den funktionellen Fortschritt des Teilnehmers (Shaping) in eine Lernsituation, die bewältigt werden konnte, oder waren die individuelle Leistungsgrenze überschritten sowie (3) aufgabenspezifische und zielgerichtete Anforderungen an den Teilnehmer ggf. zu Teilen der Unterrichtsstunde oder gar insgesamt zu hoch angesetzt. Ebenfalls wertvolle Informationen zur Planung folgender Stunden können daraus abgeleitet werden, wie responsiv auf die direkt nach der Bewegungsausführung erhaltene auditive Rückmeldung über deren Präzision von den musizierenden Senioren reagiert worden ist.

2.5.1 Anfangsphase des Projektes

Prä-Testung

Alle für das Assessment eingesetzten Tests wurden zu Beginn des Instrumentalunterrichts mit der Veeh-Harfe durchgeführt, unmittelbar nach der ersten Unterrichtsstunde bzw. an den darauf folgenden Tagen. Beim Box and Block Test wurde jeweils der Mittelwert aus drei Testdurchgängen bestimmt, beim Nine-Hole-Peg-Test jeweils der Mittelwert aus zwei Testdurchgängen. Die Ergebnisse stellen jeweils die Prä-Werte dar. Als Kontrollen wurden zudem die Werte von sechs Personen erhoben, bei denen keine dementiellen Syndrome vorlagen. Die Kontrollgruppe bestand so wie die Teilnehmergruppe aus fünf weiblichen und einem männlichen Probanden.

Unterrichtsplanung der Veeh-Harfen-Einzelstunde für den Beginn der musikgeragogischen Arbeit

THEMA DER STUNDE: Bewegungsabläufe beim Veeh-Harfenspiel

Erarbeitung eines Stückes auf der Veeh-Harfe
- Echospiel (Da capo Blatt 26) (Frau A., Frau H., Frau M., Herr N., Frau T.)
- Es war eine Mutter, die hatte vier Kinder (Frau E., Frau H., Frau M.)
- Die Vogelhochzeit (Frau E., Frau M.)
- Im Märzen der Bauer (Frau A., Herr N.)
- Froh zu sein bedarf es wenig (Frau U.)
- Kleiner Tanz (Da capo Blatt 29) (Frau U.)
- Robert Schumann: Ein Choral (Frau U.)
- Ennstaler Polka (Frau U.)

ALLGEMEINE VORAUSSETZUNGEN: Frau A. möchte die Veeh-Harfe nicht auf dem Schoß halten, sondern lieber die Harfe mit dem Aufstellfuß auf den Tisch stellen. Sie möchte es langsam angehen lassen, das Unterrichtstempo sollte nicht zu schnell gewählt werden. „Weniger ist mehr".

Frau E. hat früher Klavier gespielt und gerne gesungen. Es ist anzunehmen, dass beide Hände gleich geschickt sind.

Frau H. hat früher Akkordeon gespielt, kennt aber keine Noten. Sie zeigt großes Interesse, Veeh-Harfe zu spielen, und ist sehr motiviert. Sie hat eine eingeschränkte Beweglichkeit und benutzt einen Rollator. Frau H. ist Epileptikerin.

Bei Frau M. sind wenige Einschränkungen zu beobachten, die eine Unterrichtsstunde beeinträchtigen könnten. Die Kommunikation mit Frau M. ist ohne Probleme möglich.

Herr N. hat Bewegungseinschränkungen, er sitzt meistens im Rollstuhl. Er möchte die Veeh-Harfe nicht auf dem Schoß halten, sondern den Aufstellfuß benutzen, um die Harfe auf den Tisch zu stellen. Er spricht sehr wenig, es besteht die Vermutung einer Aphasie. Seine linke Hand zeigt feinmotorische Einschränkungen.

Frau T. hat früher kein Instrument spielen können, sie hat sich aber sehr dafür interessiert. Es wurde ihr in der Kindheit nicht ermöglicht.

Frau T. hat grob- und feinmotorische Einschränkungen. Sie ermüdet schnell. Die Stundenziele dürfen nicht zu hoch gesteckt werden. Ihre Konzentration und Aufmerksamkeit lässt schnell nach. Frau T. ist sehr interessiert und neuen Dingen gegenüber aufgeschlossen. Die Kommunikation ist mühsam, aber machbar, wenngleich auch über nonverbale Prozesse kommuniziert werden muss. Es wird auch hier eine vorhandene Aphasie vermutet. Wichtig ist, die zu erarbeitenden Stücke vorzuspielen und darauf zu achten, dass Frau T. Blickkontakt aufnehmen kann.

Frau U. geht noch immer gerne ins Konzert und liebt klassische Musik.

SPEZIELLE VORAUSSETZUNGEN: Das Echospiel wurde ausgewählt, weil das Stück leicht spielbar ist. Ein einfaches Echospiel in der Form eines Palindroms steht als Alternative zur Verfügung. Die „Echowirkung" des Stückes soll die Erinnerung durch Wiederholen einer bestimmten Tonfolge begünstigen. Es wurde ein Spielstück ausgewählt, bei dem **nicht** mitgesungen werden muss, um keine Überforderung an Konzentration und Aufmerksamkeit der Teilnehmer zu bewirken. Bei der Auswahl des Stückes wurde auch darauf geachtet, dass durchgängig nur ein Notenwert vorkommt.

Geeignete Lieder werden den Teilnehmern vorgeschlagen und nach ihren Wünschen eingesetzt. Das Lied „Es war eine Mutter, die hatte vier Kinder" wurde z.B. für Frau M. ausgewählt, da aus ihrer Biographie bekannt ist, dass sie gerne singt, und weil die Melodie nur aus Viertelnoten besteht.

Es sollte für geeignete Lichtverhältnisse gesorgt werden, um einen Schattenwurf auf das Instrument zu vermeiden.

Ein Aufstellfuß für die Veeh-Harfe wird auf Wunsch der Teilnehmer bei Frau A. und Herrn N. eingesetzt und das Instrument auf den Tisch gestellt.

ANFANGSRITUAL: Vorspiel eines Stückes auf der Veeh-Harfe

- „Die Forelle" von Franz Schubert (Forellenquintett aus Biographie von Frau T. bekannt)
- Das „Heidenröslein" von Franz Schubert (Frau M.)

- Eurovisionsmelodie (Marc-Antoine Charpentier: Präludium des Te Deum) (Frau A., Frau E., Frau H., Herr N.)
- Ländler (Frau U.)
- Fragen nach Wünschen für die Stunde

EINSTIEGSPHASE: Die Musikgeragogin spielt das „Echospiel" (Frau A., Frau H., Herr N., Frau T.) bzw. das Lied „Es war eine Mutter, die hatte vier Kinder" vor (Frau E., Frau H., Frau M.). Vorspielen des Stückes ist wichtig für das Imitationslernen.

HAUPTPHASE: Die Musikgeragogin gibt Erläuterungen, wie gespielt werden soll. Sie demonstriert, wie die Veeh-Harfe gehalten werden muss, erklärt das Einlegen der Musizierschablonen (Noten) und erläutert die richtige Handstellung für das Zupfen einer Saite. Sie zeigt, an welcher Stelle gezupft werden soll, „da, wo schwarze Punkte zu sehen sind".

GROBZIEL: Kennenlernen der grundsätzlichen Bewegungsabläufe für das Harfenspiel.

FEINZIELE: Der Teilnehmer

- erlernt die Haltung der Veeh-Harfe: Er soll die Veeh-Harfe sicher auf dem Schoß halten.
- benutzt die Veeh-Harfe mit Aufstellfuß, wenn die Schoßhaltung für den Teilnehmer nicht infrage kommt.
- nimmt die richtige Handhaltung für das Zupfen der Saiten ein: Er soll den Unterarm nach außen drehen (Supination).
- zupft eine Saite mit dem Zeigefinger der rechten Hand da, wo auf der Musizierschablone schwarze Punkte sind.
- zupft eine Saite mit Hilfe eines Plektrums (alternativ).

SCHLUSSPHASE:

- Vorspiel „Freude, schöner Götterfunken" von Ludwig van Beethoven (bei Frau T.)
- Eurovisionsmelodie (Marc-Antoine Charpentier: Präludium des Te Deum) (bei Frau M.)
- Die Vogelhochzeit (bei Frau E.)

Hierbei haben die Teilnehmer noch einmal Gelegenheit, die kennengelernten Techniken des Veeh-Harfenspiels zu beobachten und damit den Lernerfolg zu begünstigen.

2.5.2 Gestaltung der Stunden im weiteren Verlauf des Projektes

Exemplarische Unterrichtsplanungen

(i) THEMA DER STUNDE: Erarbeitung des Echospiels auf der Veeh-Harfe (Frau A., Herr N., Frau T.)

ALLGEMEINE VORAUSSETZUNGEN: Frau A. und Frau T. haben früher kein Instrument spielen können, sie haben sich aber sehr dafür interessiert. Es wurde ihnen in der Kindheit nicht ermöglicht.

Herr N. und Frau T. haben grob- und feinmotorische Einschränkungen. Sie ermüden schnell. Die Stundenziele dürfen nicht zu hoch gesteckt werden. Ihre Konzentration und Aufmerksamkeit lassen schnell nach.

Frau T. ist sehr interessiert und neuen Dingen gegenüber aufgeschlossen. Die Kommunikation ist mühsam, aber machbar, wenngleich auch über nonverbale Prozesse kommuniziert werden muss.

Wichtig ist, die zu erarbeitenden Stücke vorzuspielen und darauf zu achten, dass Frau T. Blickkontakt aufnehmen kann.

SPEZIELLE VORAUSSETZUNGEN: Das „Echospiel" wurde ausgewählt, weil das Stück leicht spielbar ist. Die „Echowirkung" des Stückes soll die Erinnerung begünstigen durch Wiederholen einer bestimmten Tonfolge.

Es wurde ein Spielstück ausgewählt, bei dem **nicht** mitgesungen werden muss, um keine Überforderung an Konzentration und Aufmerksamkeit der Teilnehmerin zu bewirken. Bei der Auswahl des Stückes wurde auch darauf geachtet, dass durchgängig nur ein Notenwert vorkommt.

Glissando kommt bei dem Schubertlied „Die Forelle" am Anfang vor. Frau T. imitiert dies, sie bringt gerne mehrere Saiten zum Klingen und lässt den Klang auf sich wirken. Glissando beim Vorspiel im Anfangsritual „Die Forelle" weglassen.

Parallaxe spielt bei Frau T. eine Rolle beim Zupfen der Saiten. Deshalb muss für gute Lichtverhältnisse gesorgt werden, es darf wegen der Schattenbildung kein Licht von der Seite kommen. Die Harfe muss so gehalten werden, dass das Gesichtsfeld von Frau T. die Noten voll überblicken kann. Demonstrieren und Vormachen der einzelnen Bewegungsabläufe ist sehr wichtig. Es muss dabei sichergestellt sein, dass Frau T. diese auch gut beobachten kann.

Weiterhin sollten die Noten mit einem Klebeband fixiert werden, um ein Verrutschen während des Spielens zu vermeiden. (Tesa Graphik- und Fixier-Krepp, wird z.B. auch benutzt zum rutschsicheren Befestigen von Zeichenpapier auf der Zeichenplatte, da rückstandsfrei ablösbar.)

ANFANGSRITUAL: Vorspiel eines Stückes auf der Veeh-Harfe

- „Die Forelle“ von Franz Schubert (Forellenquintett aus Biographie von Frau T. bekannt)
- Ländler (Frau A., Herr N.)
- Fragen nach Wünschen für die Stunde

EINSTIEGSPHASE: Vorspiel des Echospiels

HAUPTPHASE: Die Musikgeragogin gibt eine kurze Zusammenfassung der wichtigen Prinzipien, die für das Spielen der Veeh-Harfe von Bedeutung sind:

- richtige Handstellung für das Zupfen mit der rechten Hand
- Zupfen, da, wo die schwarzen Punkte zu sehen sind
- Handhaltung: nach außen gedrehter Unterarm ist wichtig
- Vormachen der Zupftechnik: unabhängige Bewegung des Zeigefingers von unten nach oben

Die Musikgeragogin erklärt die Abfolge der Töne, die Töne sind durch eine Linie miteinander verbunden.

- Erkennen der Abfolge von Tönen durch Führen der Hand der Teilnehmer. Dies sollte mehrmals wiederholt werden. Danach wird mit dem Zeigefinger auf die zu spielende Note (schwarzer Punkt) gezeigt, und der Teilnehmer kann die Saite an dieser Stelle zupfen. Dann wird auf den nächsten schwarzen Punkt gezeigt. Dies sollte auch mehrfach wiederholt werden.

- Übephase während der Stunde ist wichtig!

GROBZIEL: Der Teilnehmer soll sicher ein einfaches Stück auf der Veeh-Harfe spielen können.

FEINZIELE: Der Teilnehmer
- hält die Veeh-Harfe sicher auf dem Schoß.
- erreicht die Saiten bei der auf dem Tisch stehenden Veeh-Harfe mühelos (Frau A., Herr N.).
- nimmt die richtige Handstellung ein.
- erkennt die Noten.
- nimmt die Abfolge der Töne wahr.
- zupft die Saiten mit der rechten Hand.
- spielt ein Stück auf der Veeh-Harfe.
- erfasst den Rhythmus des Stückes zunehmend sicher.
- hat Freude am Veeh-Harfenspiel.

SCHLUSSPHASE: Vorspiel eines Liedes, Frage an die Teilnehmer, ob sie das Lied kennen und gerne mitsingen möchten.

Bei einigen Teilnehmern wurde auf deren Wunsch auf ein Vorspiel als Schlussphase verzichtet.

(ii) THEMA DER STUNDE: Erarbeitung des Liedes „Froh zu sein bedarf es wenig“ (Frau A., Frau E., Frau H., Frau T.)

ALLGEMEINE VORAUSSETZUNGEN: Frau A. und Frau T. haben früher kein Instrument spielen können, sie haben sich aber sehr dafür interessiert. Es wurde ihnen in der Kindheit nicht ermöglicht.

Frau T. hat grob- und feinmotorische Einschränkungen. Sie ermüdet wie auch Frau A. schnell. Die Stundenziele dürfen nicht zu hoch gesteckt werden. Konzentration und Aufmerksamkeit lassen schnell nach.

Frau T. ist sehr interessiert und neuen Dingen gegenüber aufgeschlossen. Die Kommunikation ist mühsam, aber machbar, wenngleich auch über nonverbale Prozesse kommuniziert werden muss. Wichtig ist, die zu erarbeitenden Stücke vorzuspielen und darauf zu achten, dass Frau T. Blickkontakt aufnehmen kann.

SPEZIELLE VORAUSSETZUNGEN: Parallaxe spielt bei Frau T. eine Rolle beim Zupfen der Saiten. Deshalb muss für gute Lichtverhältnisse gesorgt werden, es darf wegen der Schattenbildung kein Licht von der Seite kommen. Die Harfe muss so gehalten werden, dass das Gesichtsfeld von Frau T. die Noten voll überblicken kann. Demonstrieren und Vormachen der einzelnen Bewegungsabläufe ist sehr wichtig. Es muss dabei sichergestellt sein, dass Frau T. diese auch gut beobachten kann. Weiterhin sollten die Noten mit einem Klebeband fixiert werden, um ein Verrutschen während des Spielens zu vermeiden. (Tesa Graphik- und Fixier-Krepp, wird z.B. auch benutzt zum rutschsicheren Befestigen von Zeichenpapier auf der Zeichenplatte, da rückstandsfrei ablösbar.) Frau T. berührt manchmal die Decke der Veeh-Harfe und dies kann zu Spielfehlern führen.

ANFANGSRITUAL: Vorspiel eines Stückes nach Wahl der Teilnehmer auf der Veeh-Harfe.

EINSTIEGSPHASE: Vorspielen des Liedes „Froh zu sein bedarf es wenig“

HAUPTPHASE: Die Musikgeragogin erarbeitet mit den Teilnehmern Rhythmusübungen mit Händen oder Füßen und spricht dazu mit Sprechmelodie. Die Musikgeragogin spielt das Lied „Froh zu sein bedarf es wenig“ vor und achtet darauf, dass Frau T. Blickkontakt hält. Sie fasst dann die wichtigen Techniken des Veeh-Harfenspiels zusammen (Handhaltung, Zupftechnik, schwarze Punkte=Töne, Abfolge der Töne).

GROBZIEL: Die Teilnehmer spielen das Lied „Froh zu sein bedarf es wenig“ im Rhythmus und singen dazu.

FEINZIELE: Der Teilnehmer

- macht Rhythmusübungen mit Händen oder Füßen und spricht den Taktschlag dazu.
- erinnert sich an die richtige Handstellung zum Zupfen der Saiten.
- zupft die Saiten, da, wo die schwarzen Punkte zu sehen sind.
- spielt gleichmäßig im Rhythmus.
- lernt Viertelnoten von Achtelnoten zu unterscheiden.
- lernt punktierte Noten kennen.
- spielt das Lied und singt dazu.

- spielt mit der Musikgeragogin zusammen:
    - Variante 1: Die Musikgeragogin spielt die gleiche Stimme wie der Teilnehmer.
    - Variante 2: Die Musikgeragogin spielt eine Begleitstimme auf der Veeh-Harfe.
    - Variante 3: Die Musikgeragogin spielt ein anderes Instrument dazu: z.B. Violine, Viola.
- hat Freude am Veeh-Harfenspiel.

SCHLUSSPHASE: Vorspiel: Robert Schumann: Ein Choral
Bei einigen Teilnehmern wurde auf deren Wunsch auf ein Vorspiel als Schlussphase verzichtet.

(iii) THEMA DER STUNDE: Erarbeitung des Liedes „Es war eine Mutter, die hatte vier Kinder“ (Frau A., Frau E., Frau H., Frau M.)

ALLGEMEINE VORAUSSETZUNGEN: Frau M. hat in ihrer Jugendzeit Zither gespielt, in ihrer Erinnerung ist dies mit einem negativen Erlebnis verbunden. Frau E. hat früher Klavier gespielt, Frau H. Akkordeon. Frau A. hat kein Instrument gespielt.

SPEZIELLE VORAUSSETZUNGEN: Frau M. ist motiviert, für das Vorspiel im Seniorenclub ein Lied vorzubereiten.

ANFANGSRITUAL: Vorspiel eines Stückes auf der Veeh-Harfe
- Das „Heidenröslein“ von Franz Schubert (Frau M.)
- Eurovisionsmelodie (Marc-Antoine Charpentier: Präludium des Te Deum) (Frau A., Frau E., Frau H.)
- Fragen nach Wünschen für die Stunde

EINSTIEGSPHASE: Die Musikgeragogin spielt das Lied „Es war eine Mutter, die hatte vier Kinder“ vor. Vorspielen des Stückes ist wichtig für das Imitationslernen.

HAUPTPHASE: Die Musikgeragogin erläutert die Zupftechnik der Veeh-Harfe und erklärt die Abfolge der Töne durch Zeigen auf die Noten. Sie plant eine Übephase für dieses Lied während der Stunde ein. Die Musikgeragogin motiviert speziell Frau M.: Sie brauche kein Lampenfieber vor dem Vorspiel zu haben, sie entscheide an dem Tag selbst, ob sie vorspielen wolle oder nicht.

GROBZIEL: Der Teilnehmer soll sicher ein Lied auf der Veeh-Harfe spielen können und dazu mitsingen.

FEINZIELE: Der Teilnehmer
- beherrscht die Bewegungsabläufe für das Veeh-Harfenspiel.
- nimmt die Abfolge der Töne wahr.
- zupft die Saiten deutlich hörbar mit der rechten Hand.
- spielt ein Lied auf der Veeh-Harfe.
- erfasst den Rhythmus des Stückes zunehmend sicherer.
- singt beim Spielen das Lied mit.

SCHLUSSPHASE:
- Vorspiel: Eurovisionsmelodie (Marc-Antoine Charpentier: Präludium des Te Deum) (bei Frau M.)
- Die Vogelhochzeit (bei Frau E.)

2.5.3 Schlussphase des Projektes

Post-Testung

Gegen Ende der in dieser Arbeit beschriebenen Unterrichtsphase wurden alle für das Assessment eingesetzten Tests erneut durchgeführt (Post-Werte). Beim Box and Block Test wurde jeweils der Mittelwert aus drei Testdurchgängen bestimmt, beim Nine-Hole-Peg-Test jeweils der Mittelwert aus zwei Testdurchgängen.

Planung eines Vorspielnachmittags in einem Seniorenclub

ZIEL: Musikgeragogische Arbeit in einem Seniorenclub mit Vorspiel, Singen und Schnupperkurs auf der Veeh-Harfe. Hierbei werden das Instrument und seine Möglichkeiten durch die Musikgeragogin und Assistenten (Leiter des Seniorenclubs, Angehörige) mit seinen musikalischen Möglichkeiten vorgestellt, um das Interesse für das Spielen eines solchen Instrumentes zu wecken. Freiwillige können das Instrument unter Kurzanleitung selbst ausprobieren. Frau M. als regelmäßige Besucherin des Seniorenclubs demonstriert durch ihr Vorspiel, wie schön das Instrument ist und dass man es auch in ihrem Alter noch erlernen kann. Die Veranstaltung wird mit Videoclips dokumentiert.

MITWIRKENDE: Frau M., Frau T., Teilnehmer des Seniorenclubs, Leiterin und Leiter des Seniorenclubs, Musikgeragogin

INSTRUMENTE: 25-saitige Veeh-Harfen

NOTENMATERIAL: Vorspielstücke zur Demonstration der musikalischen Möglichkeiten des Instruments:

- Pierre Phalèse (1510–1573): Schiarazula Marazula Variationen
- Ludwig van Beethoven (1770–1827): Europa-Hymne „Freude, schöner Götterfunken"
- Leopold Mozart (1719–1787): Schwabentanz
- Wolfgang Amadeus Mozart (1756–1791): Tanz
- Marc-Antoine Charpentier (1634–1704): Eurovisions-Melodie aus dem Te Deum

„Veeh-Harfe zum Kennenlernen", Notenmaterial zum Ausprobieren durch die Teilnehmer des Seniorenclubs:

- Es war eine Mutter, die hatte vier Kinder (Vorspielstück von Frau M.)
- Die Vogelhochzeit
- Froh zu sein bedarf es wenig
- Bruder Jakob

Lieder zum Mitsingen für alle, Musikgeragogin und Assistenten spielen die Veeh-Harfen, die Leiterin des Seniorenclubs leitet das offene Singen:

- Bunt sind schon die Wälder
- Wem Gott will rechte Gunst erweisen
- Zum Tanze, da geht ein Mädel
- Kein schöner Land in dieser Zeit
- Auf Wiederseh'n

ALLGEMEINE VORAUSSETZUNGEN: Gemütliches Zusammensein von Senioren und ihren Angehörigen. Der Seniorenclub trifft sich alle zwei Wochen an einem Nachmittag. Die Leiter setzen Schwerpunkte für die Gestaltung und laden ggf. Gäste ein. Die Veranstaltung findet im Gemeindezentrum statt, es gibt Kaffee und Kuchen. Teilnehmer werden bei Bedarf zu Hause abgeholt und anschließend wieder zurückgefahren. Es gibt eine Terminvorschau mit den thematischen Schwerpunkten der Seniorennachmittage im Gemeindebrief. In dieser Vorschau wurde auch dieser Nachmittag angekündigt.

Mit den Leitern wurde der Vorspielnachmittag gemeinsam strukturiert. Sie sind in den Programmablauf aktiv eingebunden.

SPEZIELLE VORAUSSETZUNGEN: Frau M. spielt das Lied „Es war eine Mutter, die hatte vier Kinder" auf eigenen Wunsch. Sie möchte zeigen, dass sie das Stück auf der Veeh-Harfe spielen kann und wieviel Freude ihr das Musizieren macht. Deshalb beginnt sie den Programmteil, in dem die Teilnehmer das Instrument selbst ausprobieren sollen.

Planung eines Vorspielnachmittags in einem Seniorenheim

ZIEL: Die musikgeragogische Arbeit mit Bewohnern eines Seniorenheims soll durch einen Vorspielnachmittag in der Einrichtung allgemein bekannt gemacht werden. Die Teilnehmer an den Musizierstunden präsentieren ihr erarbeitetes Können und regen dadurch ihre Mitbewohner zur Teilnahme an.

MITWIRKENDE: Frau A., Frau E., Frau H., Herr N., Musikgeragogin

INSTRUMENTE: 25-saitige Veeh-Harfen, auch mit Bass/Tenor-Besaitung

NOTENMATERIAL:

- Es war eine Mutter, die hatte vier Kinder
- Froh zu sein bedarf es wenig
- Ach, ich hab' sie ja nur auf die Schulter geküsst (Bettelstudent)
- Ennstaler Polka
- Ländler mit Begleitung

ALLGEMEINE VORAUSSETZUNGEN: Der Vorspielnachmittag kann im Gemeinschaftsraum des Seniorenheims stattfinden, wo die Bewohner ohnedies nachmittags zum Kaffeetrinken zusammentreffen. Den Zuhörern sollte kurz erklärt werden, dass ihre Mitbewohner heute vortragen wollen, was sie in den Musizierstunden erarbeitet haben.

SPEZIELLE VORAUSSETZUNGEN: Entsprechend den bisher erreichten Spielfertigkeiten auf der Veeh-Harfe sind für Frau E. und Frau H.

Melodiestimmen für das Vorspiel vorgesehen, für Frau A. und Herrn N. Begleitstimmen. Idealerweise sollte jeder Teilnehmer auch ein Stück allein vortragen können, bevor gemeinsam im Ensemble gespielt wird.

Planung einer Hausmusikstunde mit Angehörigen

MITWIRKENDE: Frau M., Frau T. als Gast, Sohn von Frau M., Pflegeperson, Musikgeragogin

INSTRUMENTE: 25-saitige Veeh-Harfen, Yamaha Keyboard PSR 195, Violine, 1 Paar Klanghölzer

NOTENMATERIAL:

- Eurovisionsmelodie (Marc-Antoine Charpentier: Präludium des Te Deum) mit Text „Wir zupfen gemeinsam Töne" von Sibylle Hoedt-Schmidt
- Es war eine Mutter, die hatte vier Kinder, Begleitstimmen hierzu arrangiert von Sibylle Hoedt-Schmidt
- Die Vogelhochzeit

ALLGEMEINE VORAUSSETZUNGEN: Gemütliches Zusammensein von Senioren und ihren Angehörigen zum gemeinsamen Musizieren. Hierbei spielen die Senioren die Hauptrolle. Dies stellt eine andere Form der Kommunikation zwischen den älteren Menschen und ihren Angehörigen dar, bei der jeder Beteiligte eine gleichberechtigte Rolle als Mitglied eines Hausmusikensembles einnimmt.

SPEZIELLE VORAUSSETZUNGEN: Frau M. spielt das Lied „Es war eine Mutter, die hatte vier Kinder" auf eigenen Wunsch. Sie hatte vorher erwähnt, „das Lied kann ich gut".

Für Frau T. wurde eine leichte Begleitstimme eingerichtet. Sie hat etwas Scheu, mit anderen zusammen zu spielen, möchte es aber versuchen. Für die Pflegeperson ist eine Stimme mit Rhythmusbegleitung im 3/4-Takt für Claves vorgesehen. Die Musikgeragogin spielt Akkorde auf dem Keyboard bei diesem Lied.

Einstudierung eines neuen Liedtextes mit der bekannten Melodie aus dem „Te Deum" von Marc-Antoine Charpentier.

Wir zupfen gemeinsam Töne

Text: S. Hoedt-Schmidt

Melodie: Marc-Antoine Charpentier

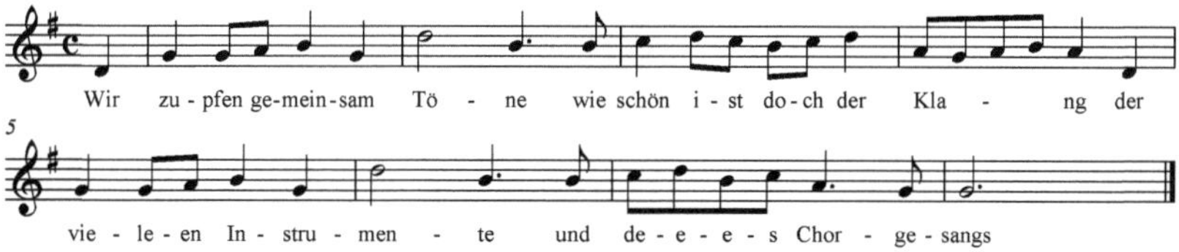
Wir zu - pfen ge-mein-sam Tö - ne wie schön i - st do - ch der Kla - ng der
5
vie - le - en In - stru - men - te und de - e - e - s Chor - ge - sangs

Frau M. singt sehr gerne und ist nach ihrem Erfolg mit dem Veeh-Harfen-Vorspiel im Seniorenclub sehr motiviert. Der Sohn von Frau M. und die Musikgeragogin spielen evtl. auch auf der Veeh-Harfe mit.

Bei der „Vogelhochzeit“ spielt Frau M. die erste Stimme, die Musikgeragogin spielt dazu Violine, beim zweiten Durchgang dann Akkorde auf dem Keyboard, der Sohn von Frau M. die zweite Stimme auf der Veeh-Harfe, und die Pflegeperson begleitet den Rhythmus mit den Klanghölzern. Frau T. soll nicht mit einem zweiten Stück überfordert werden, da sie schnell ermüdet, und pausiert bei diesem Stück.

3 Ergebnisse

3.1 Gesamtverlauf des musikgeragogischen Projektes

Wir haben in diesem Projekt Veeh-Harfen-Einzelunterricht bei Teilnehmern mit dementiellen Syndromen durchgeführt und die jeweiligen Unterrichtseinheiten durch Unterrichtsprotokolle und eine Unterrichtsmitschau auf Videoclips dokumentiert. Exemplarische Unterrichtsplanungen sind in Kapitel 2 Teilnehmer, Assessment und Instrumente dargestellt, Protokolle und eine Liste mit Kurzbeschreibungen der Videoclips befinden sich im Anhang. An dieser Stelle werden Unterrichtsverläufe und ihre Ergebnisse zusammengefasst, welchen wir eine grundsätzliche Bedeutung für das Projekt beimessen. Bevor wir den Unterricht bei den Teilnehmern jeweils gesondert analysieren, sollen hier zunächst Rahmenbedingungen beschrieben werden, die sich unabhängig von den motorischen und kognitiven Kompetenzen von Teilnehmern als wichtig ergeben haben.

3.1.1 Rahmenbedingungen für den Instrumentalunterricht mit der Veeh-Harfe

Alle Bewegungsabläufe vormachen. Es scheint für den Instrumentalunterricht generell selbstverständlich zu sein, dennoch wollen wir betonen, dass es notwendig ist, alle Bewegungsabläufe deutlich nachvollziehbar am Instrument vorzumachen. Dies steht nicht nur im Einklang mit den lerntheoretischen Vorstellungen, die wir bereits diskutiert haben. Es erschließt dem älteren Menschen den Zugang zum Instrumentalspiel auch dann, wenn er über keinerlei Vorerfahrung mit diesem Instrumententyp verfügt. Anders als bei Blasinstrumenten, ist die Handhabung eines Saiteninstrumentes ohnehin durch Vormachen – ggf. in ganz langsamer Abfolge der Einzelschritte eines Bewegungsablaufes – offensichtlicher darzustellen, als es die verbale Beschreibung je könnte. Menschen mit eingeschränkten kognitiven Leistungen können durch das „Abgucken“ der Bewegungsabläufe manchmal eher den Zugang zum Instrument finden.

Schattenfreie Beleuchtung. Die Konstruktion des Instrumentes mit seinen vertikal über den Spielschablonen verlaufenden Saiten hat eine Anfälligkeit bei ungeeigneter Beleuchtung zur Folge: Seitliches Licht erzeugt Schattenwürfe der Saiten auf dem darunterliegenden Notenpapier, was zu Verwechslungen mit der eigentlichen Saitenlage führen kann. Wir haben oft beobachtet, dass dadurch die falsche Saite angezupft wurde. Die Treffsicherheit nimmt zwar bei Personen mit Einschränkungen des Sehvermögens deutlicher ab als bei Personen mit normalem Sehvermögen, gerade deshalb sollte eine möglichst schattenfrei wirkende Beleuchtung realisiert werden. Optimal ist dabei, wenn die Lichtquelle über dem Instrument angeordnet werden kann.

Parallaxe. Personen mit eingeschränktem Sehvermögen oder Bewegungseinschränkungen der Halswirbelsäule zeigen Unsicherheiten, Saiten links bzw. rechts von einem Mittelbereich der Veeh-Harfe richtig zu treffen. Dort erscheinen die Saiten wegen der Parallaxe nicht direkt über den auf der Musizierschablone notierten Punkten, welche die Stelle bezeichnen, an der die Saite angezupft werden soll. Dieses Phänomen ist nicht behebbar, wenn man sich nicht auf Notentexte beschränken will oder kann, die nur den mittleren Bereich der Veeh-Harfe ausnutzen.

Haltung des Instrumentes. Auf den Musizierschablonen sind die zu spielenden Noten und deren Abfolge graphisch so dargestellt, dass ein Spielen von oben nach unten notwendig ist. Diese Eigenschaft der Veeh-Harfe bedingt, dass der Arm die Spielhand über die gesamte Spielfläche des Instrumentes führen können muss. Das Erreichen von Noten (=Zupfstellen) am oberen Rand der Spielfläche muss ebenso leicht möglich sein, wie das Lesen und Zupfen von Noten am unteren Rand.

Beim Platzieren des Instrumentes auf dem Tisch vor dem Spieler mit dem als Zubehör erhältlichen Aufstellfuß steht die Veeh-Harfe in einiger Distanz von dem vor dem Tisch sitzenden Spieler. Das Erreichen der Noten am oberen Rand der Spielfläche wird so erschwert und ist bewegungseingeschränkten Personen nicht mehr möglich.

Wir haben in unserem Projekt meistens das Instrument auf den Schoß des vor dem Tisch sitzenden Spielers gestellt und an der Tischkante angelehnt. Bei dieser Haltung ist das Erreichen aller Spielpositionen besonders leicht. Allerdings wird die oben beschriebene Problematik der Parallaxe nun bedeutsamer. Ebenso haben Personen mit eingeschränktem Gesichtsfeld Mühe, ohne Kopfdrehen den Spielbereich links und rechts von der Mitte zu übersehen. Es fällt zudem korpulenteren Personen schwer, die Noten am unteren Rand des Spielbereichs zu lesen und dort zu zupfen.

In zwei Fällen wurde ein Aufstellfuß verwendet, da die Teilnehmer es als unangenehm empfanden, die Veeh-Harfe auf dem Schoß zu halten. Beide Teilnehmer waren Rollstuhlfahrer. Wird das Instrument mit Aufstellfuß auf einen Tisch vor den Spieler gestellt, ist das Erreichen der Saiten erschwert und der Arm muss ausgestreckt gehalten werden. Dies fördert Ermüdungserscheinungen und ist nachteilig, vor allem dann, wenn der Spieler wegen eines Rollstuhls nicht sehr nah am Tisch sitzen kann.

SPIELEN MIT PLEKTRUM. Die Benutzung eines Plektrums zum Anzupfen der Saiten haben wir ausprobiert, bei deutlich bewegungseingeschränkten Personen dann aber davon abgesehen. Es ist eher geeignet für Menschen, die über eine gute Treffsicherheit verfügen. Personen mit Bewegungseinschränkungen hingegen haben das Plektrum immer tief unter die Saitenlage bis zur Musizierschablone geschoben und hatten dann oft keinen Erfolg mit dem Anreißen der Saite. Eher besteht die Gefahr eines Saitenrisses.

HANDHALTUNG. Bei Nutzung der von uns empfohlenen Haltung der Veeh-Harfe auf dem Schoß gegen einen Tisch gelehnt und bei dem ebenfalls empfohlenen Verzicht auf ein Plektrum muss der Handhaltung besondere Aufmerksamkeit gewidmet werden. Das Anzupfen der Saiten mit dem Zeigefinger bedingt eine ausgeprägte Supination des Unterarms, die Handfläche zeigt beim Zupfen eher zum Spieler und die alleinige Bewegung des Fingers von unten nach oben bewirkt idealerweise die Tonerzeugung. Bildlich kann man sich diese Zupfbewegung so vorstellen, als wolle man ein Kind mit der bekannten Handbewegung herbeizitieren.

Das Vormachen dieser Handhaltung ist essentiell. Dennoch haben wir immer wieder beobachtet, dass die scheinbar für die Teilnehmer bequemere Handhaltung im Sinne eines Zeigens mit dem Zeigefinger angewendet wurde. Damit kann eine Saite der Harfe jedoch nicht präzise genug angezupft werden. Eine Seitwärtsbewegung mit dem Unterarm ist die Folge, damit durch seitliches Anreißen der Saite der Ton erzeugt werden kann.

VERRUTSCHEN DER SPIELSCHABLONEN. Häufig wird beim Anzupfen der Saiten das darunterliegende Notenblatt berührt und verschoben. Dies sollte man durch Festkleben der Spielschablonen mit Kreppband vermeiden.

RITUALE. In unserem Projekt mit Einzelunterricht haben wir immer die gleichen Rituale eingesetzt:

ANFANGSRITUAL. Die Stunde beginnt mit einem **Vorspiel** der Musikgeragogin.

EINSTIEGSPHASE. Aus einer vorbereiteten Auswahl an Stücken darf der Teilnehmer auswählen, was vorgespielt wird. Es werden Stücke ausgewählt, welche aus der Biographie des Teilnehmers bekannt sind. Dabei kann man auch prüfen, ob z.B. Lieder aus der letzten Unterrichtsstunde noch erinnert werden. Das Vorspiel wird so gestaltet, dass die Teilnehmer der Musikgeragogin bequem zuschauen können. So ist es möglich, die Handhabung des Instrumentes, vor allem aber die notwendig richtige Handhaltung durch Vormachen zu vergegenwärtigen. Das Phänomen der Spiegelneuronen mag hierbei gute Dienste leisten.

SCHLUSSRITUAL. Die Schlussphase der Stunde endet immer mit einem weiteren **Vorspiel** der Musikgeragogin, wobei nun das gemeinsame Musizieren im Vordergrund stehen kann. Die Teilnehmer singen z.B. zu einem vorgespielten Lied mit. So kann auch auf andere musikalische Kompetenzen zurückgegriffen werden. Es können so auch Stücke vorbereitet werden, die zu einem späteren Zeitpunkt von den Teilnehmern gespielt werden sollen.

Zu den Ritualen gehörten auch die **Gestaltung des Tisches** mit Blumenschmuck und die Bereitstellung von Getränken. Und natürlich die Gelegenheit, über musikalische Erlebnisse der Teilnehmer ausgiebig zu sprechen. Hierbei können wertvolle Hinweise auf biographisch bedeutsame Musikstücke und Lieder gewonnen werden.

GESAMTVERLAUF DES PROJEKTES. Durch die Videoaufzeichnungen der einzelnen Unterrichtseinheiten ergibt sich eine Dokumentation des Gesamtverlaufs des Projektes. Bereits während der Projektphasen wurde die Unterrichtsmitschau ausgewertet und ggf. zur Planung der weiteren Unterrichtseinheiten genutzt.

Im Rahmen dieser Arbeit können jedoch nur exemplarische Stunden mit Hilfe der Videoclips dokumentiert werden. Videoclips können im Internet betrachtet werden, eine Liste mit Kurzbeschreibungen hierzu befindet sich im Anhang. Im folgenden Abschnitt berichten wir über den Projektverlauf für alle Teilnehmer getrennt.

3.1.2 Zusammenfassende Darstellung der Stundenbilder

Frau A.

Frau A. wollte das Instrument keinesfalls auf dem Schoß halten. Sie ist Rollstuhlfahrerin und empfindet diese Instrumentenhaltung als sehr unangenehm. Deshalb wurde bei ihr der Aufstellfuß eingesetzt und das Instrument vor ihr auf den Tisch gestellt. Hierbei sitzt der Spieler weiter vom Instrument entfernt als bei der Schoßhaltung, zumal beim Gebrauch eines Rollstuhls. Das Spielen erfordert dann ein Ausstrecken des Arms zusätzlich zur Auswärtsdrehung des Handgelenkes, was von Nachteil für die Geläufigkeit ist.

Frau A. hat zunächst den Mittelfinger zum Anzupfen der Saiten benutzt, erst später hat sie auf den Zeigefinger umgestellt. Der Unterrichtsverlauf musste zunächst langsam angegangen werden. Die Konzentration lässt sehr schnell nach, was bei der Planung der Stunden berücksichtigt werden muss.

Auffallend war bei Frau A., dass sie zunächst nicht sonderlich interessiert erschien. Es dauerte einige Stunden, bis sie durch Erfolgserlebnisse motiviert war. Dann setzten auch bei ihr die Begeisterung und der Erfolg ein.

Frau E.

Beim Anzupfen hat Frau E. manchmal die benachbarte Saite berührt, der Klang dieser mitklingenden Saite störte sie immens. Sie konnte das beheben, indem sie die Hand etwas höher über den Saiten gehalten hat, so dass es nicht nötig war, eine Veeh-Harfe mit weiterem Saitenabstand einzusetzen. Hierbei ist als Nachteil dann der weitere Weg zwischen den Tönen zu beachten, was den eventuellen Vorteil des größeren Saitenabstands durch einen spieltechnischen Nachteil aufheben kann.

Für Frau E. war beidhändiges Spiel schon früh im Verlauf des Unterrichts möglich. Sie konnte von Beginn an bereits längere, auch komplexere Stücke spielen. Die feinmotorischen Fähigkeiten beider Hände waren bei Frau E. etwa gleich, was wir auch mit dem Nine-Hole-Peg-Test bestätigen konnten (vgl. Abschnitt 3.2 Ergebnisse des Assessments). Frau E. hatte früher Klavier gespielt, ein Instrument, welches die unabhängige Beweglichkeit beider Hände erfordert und trainiert. Frau E. war zudem im Vergleich zu den anderen Teilnehmern in der Lage, rhythmisch sicher zu spielen. Sie konnte im Vergleich auch schneller spielen bei besserer Geläufigkeit.

Frau H.

Beidhändiges Spiel war schon relativ früh im Verlauf der Stunden möglich, somit auch zweistimmiges Spiel mit beiden Händen. Auch Frau H. erreichte im Nine-Hole-Peg-Test eine Gleichwertigkeit beider Hände (vgl. Abschnitt 3.2 Ergebnisse des Assessments).

Sie nutzte bereits sehr früh beide Hände auch bei einstimmigen Stücken. Wenn Noten auf der Musizierschablone weiter auseinanderlagen, also größere Intervalle zu überbrücken waren, erleichterte sie sich das Spiel durch den Einsatz beider Hände. Dies hat natürlich auch die Schnelligkeit gerade bei kleinen Notenwerten befördert. Frau H. hat sich diese Spielweise bei mir abgeguckt.

Rhythmische Schwierigkeiten traten vor allem beim raschen Wechsel von Notenwerten auf, besser ging es, wenn sie die Melodien kannte. Haltenoten wurden häufig verkürzt, ebenso wie Pausen.

Im Zusammenspiel konnte Frau H. die Begleitstimme zu einem ihr unbekannten Ländler sehr gut spielen. Sie hat ein musikalisches Gehör, kann Transpositionen eines Stückes erkennen.

Frau M.

Frau M. hatte sich sehr für das Musizieren mit der Veeh-Harfe interessiert, als ihr davon berichtet wurde. Die erste Unterrichtseinheit offenbarte jedoch eine aus ihrer Biographie herrührende Ablehnung des Instruments. Sie identifizierte die Veeh-Harfe sogleich als Zither und sagte, dass sie dazu eigentlich keine Lust habe. Früher habe sie eine Zither gehabt und sie auch spielen können.

Hier wurde ein nachbereitendes Gespräch notwendig, um Frau M. die Gründe für ihre Abneigung zu entlocken. Sie erzählte dann bereitwillig, dass ihr als Kind das Musizieren mit der Zither verboten worden sei. Nach weiteren Gesprächen konnte die Motivation zum Musizieren mit der Veeh-Harfe durch die Aussicht bestärkt werden, auf dem Vorspielnachmittag des Seniorenclubs ihr Können vorstellen zu können. Sie kam später nie wieder auf das negative Kindheitserlebnis zurück.

Frau M. hatte wenige Probleme, die Handhabung des Instrumentes zu erlernen. Sie bevorzugte Lieder, die sie kannte und mitsingen konnte. Zum eigenen Instrumentalspiel zu singen ist eine besondere Leistung. Auch hier sind dann Einschränkungen zu beobachten gewesen, welche die Spiellogik mit den Musizierschablonen betrafen.

Rhythmisch konnte Frau M. oftmals die kleineren Notenwerte nicht umsetzen, sie sang diese allerdings richtig und spielte die Veeh-Harfe dann mit Zeitverzögerung. Für das Vorspiel habe ich mit Frau M. ein Lied ausgewählt, welches sie gut kannte. Ich habe dazu eine Begleitstimme geschrieben und mit ihr gespielt.

Das Vorspiel von Frau M. auf dem Veeh-Harfen-Schnuppernachmittag des Seniorenclubs war erfolgreich. Man konnte ihr den Stolz und die Freude über die bewältigte Aufgabe ansehen.

Herr N.

Herr N. möchte das Instrument nicht auf dem Schoß halten. Häufig erscheint er zur Musizierstunde mit dem Rollstuhl, manchmal mit dem Rollator. Die Benutzung des Aufstellfußes hat den Nachteil, dass der Spieler weiter vom Instrument entfernt sitzt als bei der Haltung des Instrumentes auf dem Schoß. Dadurch hat Herr N. Probleme, seinen Arm in der für das Anzupfen richtigen Haltung zu positionieren.

Er benutzt nur die rechte Hand für das Zupfen der Saiten, die linke Hand mag er nicht einsetzen. Seine linke Hand hat besondere motorische Defizite. In den beiden Tests, die wir für das motorische Assessment eingesetzt haben, sind die Unterschiede zwischen rechter und linker Hand offensichtlich (vgl. Abschnitt 3.2 Ergebnisse des Assessments).

Manchmal bricht Herr N. das Spielen des Stückes unvermittelt ab und improvisiert. Es ist bemerkenswert, wie gut seine Improvisation oft zu dem vorher gespielten Melodiefragment passt. Es scheint, als ob Herr N. alle Einzelheiten sehr sorgfältig überlegt, verstehen will, warum eine bestimmte Hilfestellung der Musikgeragogin zum Erfolg führen soll. Er nimmt seine kognitiven Defizite wahr, erwähnt selber sein schlechtes Gedächtnis, um zu erklären, warum er wiederholt Haltungsfehler macht, die erneutes Erklären erfordern.

Herr N. macht sehr langsame Fortschritte, in den ersten Stunden muss immer wieder die richtige Spielhaltung der Hand korrigiert und die Abfolge der Noten auf den Musizierschablonen erklärt werden. Einfache und kurze Melodien stehen für die Stundenplanung im Vordergrund. Daran erinnert er sich in der nächsten Stunde. Im späteren Verlauf des Unterrichts konnte er einfache Begleitstimmen mit anderen Teilnehmern im Ensemble spielen.

Frau T.

Frau T., deren motorische und kognitive Einschränkungen weiter unten im Abschnitt 3.2 Ergebnisse des Assessments näher beschrieben werden, hat als Folge ihrer Erkrankung eine erhebliche Bewegungseinschränkung des gesamten Oberkörpers. Die von uns bevorzugte bequeme Instrumentenhaltung kam dem sehr entgegen. Im Vordergrund der Arbeit am Instrument stand hier das Erlernen der Handhaltung. Selbst wenn die Teilnehmerin durch Abgucken zunächst die richtige Handhaltung anwendet, kommt es vor, dass sie diese wieder aufgibt und die Hand wie beim Zeigen an die Saiten führt. Hier ist wiederholtes Demonstrieren notwendig.

Der Fortschritt zeigte sich bei Frau T. in kleinen Schritten. Trotzdem vermittelte sie nach fast jeder Stunde das Gefühl des Zufriedenseins über die geleisteten Aufgaben. Noch beim Zubettgehen konnte sie auf das Musizieren zurückkommen und ihre Freude ausdrücken.

Nach etwa 12 Unterrichtseinheiten war Frau T. dann in der Lage, ein einfaches Stück weitgehend fehlerfrei zu spielen. Dabei ist auf die rhythmische Korrektheit bei ihr wegen der genannten Bewegungseinschränkungen am Anfang nicht sonderlich eingegangen worden, wohl aber wurden Rhythmusübungen durchgeführt. Wichtig erschien zunächst das Beherrschen einer für das Spielen der Veeh-Harfe geeigneten Handhaltung. Ebenso wichtig war das Erinnern an die Logik der Spielschablonen: die Darstellung der Noten als Punkte und die Darstellung der Abfolge der Noten durch die sie verbindenden Linien. Auch diese Leistung war nach einigen Unterrichtseinheiten feststellbar.

Für Rhythmusübungen haben wir eine Handtrommel eingesetzt und eine rhythmische Fußgymnastik. Letztere wurde auch unabhängig von der Instrumentalstunde bei anderen Gelegenheiten durchgeführt: im Sessel sitzend, auf der Bettkante sitzend vor dem Schlafengehen. Ziel war die Einübung eines gleichmäßigen Bewegungsablaufs, unterstützt durch gemeinsames rhythmisches Sprechen.

Danach stellte sich zunächst ein Leistungsplateau ein, welches erst in der 22. Unterrichtseinheit überwunden wurde. Nun hatte man den Eindruck, dass das Prinzip des Veeh-Harfenspiels verstanden war und reproduziert werden konnte: Die Abfolge von Noten wurde weitgehend eingehalten. Das Reproduzieren der richtigen Handhaltung erfolgte nach Vormachen im Anfangsritual rascher.

Nach der 30. Unterrichtseinheit – nach ca. 6 Monaten – ist bei Frau T. eine gewisse Stetigkeit erreicht, auf die man nun aufbauen könnte. Gemeinsames Musizieren mit zwei Veeh-Harfen ist nicht unmöglich, muss jedoch wiederum zunächst in kleinen Schritten vorbereitet werden. Frau T. unterbricht das Spielen, weil sie die Begleitung durch die Musikgeragogin irritiert; an diesen Zustand gemeinsamen Musizierens hat sie sich noch nicht gewöhnt.

Eine ihrer Erkrankung zugrunde liegende Eigenart musste häufig berücksichtigt werden. Frau T. unterbricht unvermittelt ein durchaus flüssiges Spiel, dabei kneift sie die Augen zu. Anschließend hat sie die Orientierung auf der Spielvorlage verloren, weiß also nicht mehr, an welcher Stelle sie vorher unterbrochen hat. Das Zeigen auf die Notenpunkte bringt den Spielfluss dann wieder in Gang. Je nach Tagesform ermüdet Frau T. mehr oder weniger schnell, wobei sie das nicht selber äußert, sondern erst nach Befragen preisgibt. Den richtigen Zeitpunkt für das Beenden der Stunde zu finden, ist dabei wichtig. Zwar sollte die Unterrichtseinheit auch so geplant sein, dass die Teilnehmerin eine gewisse Zeit an der Grenze ihrer mentalen Leistungsfähigkeit gefordert wird. Dies darf jedoch keinesfalls übertrieben werden.

Das Imitationslernen hat Frau T. sicher geholfen, was sich vor allem in der Bewältigung der Handhaltung zeigte. Die Spiellogik der Musizierschablonen erschließt sich jedoch nicht aus dem Vorspielen durch die Musikgeragogin. Es bedarf Erklärungen, wie das Notensystem zu verstehen ist. Das Zeigen auf die nächsten Töne ist hierbei zu Anfang eine wirksame Unterstützung.

Frau U.

Frau U. war bereits in der ersten Stunde in der Lage, Lieder und Spielstücke ohne größere Probleme und weitgehend rhythmisch korrekt abzuspielen. Auch das beidhändige zweistimmige Spiel war möglich. Frau U. brachte keinerlei instrumentale Voraussetzungen mit.

Vorspielnachmittag in einem Seniorenclub

Diese Veranstaltung wurde geplant, um den Teilnehmern die musikalischen Möglichkeiten der Veeh-Harfe und ihre leichte Erlernbarkeit vorzustellen. Dazu wurde ein kleines Konzertprogramm ausgearbeitet, welches Stücke für Veeh-Harfen sowie für Harfen mit Gesang umfasste.

Sodann konnten die Teilnehmer selber ausprobieren, wie einfach das Instrument zu erlernen ist. Angeregt durch das Vorspiel von Frau M. stellten sich mehrere Teilnehmer zur Verfügung, um das Instrument auszuprobieren. Wegen des großen Erfolges bauen die Leiter des Seniorenclubs über Sponsoring regelmäßige Musiziernachmittage für Veeh-Harfen-Ensemble unter der Leitung der Verfasserin auf.

Bonn(e)Alto

Froh zu sein bedarf es wenig ...

Pierre Phalèse (1510-1573): Schiarazula Marazula Variationen

Ludwig van Beethoven (1770-1827): Europa-Hymne "Freude, schöner Götterfunken"

Leopold Mozart (1719-1787): Schwabentanz

Wolfgang Amadeus Mozart (1756-1791): Tanz

Marc-Antoine Charpentier (1634-1704): Eurovisions-Melodie aus dem Te Deum

Bitte versuchen Sie es doch selbst einmal!

Veeh-Harfe zum Kennenlernen: Lieder
Es war eine Mutter, die hatte vier Kinder
Die Vogelhochzeit
Froh zu sein bedarf es wenig
Bruder Jakob

Zum Mitsingen für alle:
Bunt sind schon die Wälder
Wem Gott will rechte Gunst erweisen
Zum Tanze, da geht ein Mädel
Kein schöner Land in dieser Zeit
Auf Wiederseh'n

24. September 2008 Seniorenclub St. Servatius

Dr. Sibylle Hoedt-Schmidt

Programmzettel für einen Vorspielnachmittag in einem Seniorenclub

Vorspielnachmittag in einem Seniorenheim

Der Vorspielnachmittag in einem Seniorenheim musste in diesem Projekt spontan realisiert werden, da die Hausleitung ihren Besuch vorher nicht mit einer Terminabsprache angekündigt hatte. Die Mitwirkenden wurden davon überrascht und hatten demzufolge bei ihrem Vorspiel etwas „Lampenfieber". Nicht alle Teilnehmer konnten so ihr wirkliches Können präsentieren. Dennoch wurde der Vorspielnachmittag für die Mitwirkenden zu einem beachtlichen Erfolg.

Hausmusikstunde

Bei Frau M. wurde ein Hausmusiknachmittag realisiert, bei dem auch ihre Angehörigen und die Pflegeperson einbezogen waren. Frau T. war zu Besuch. Frau M. und Frau T. spielten Veeh-Harfe, begleitet von einer weiteren Harfe, einem Streichinstrument oder einem Keyboard sowie Claves. Dieses Zusammenspiel hat allen viel Freude bereitet, weil jeder in das musikalische Geschehen einbezogen war.

3.1.3 Beschreibung des Lernerfolges

Lernerfolg einer musikgeragogischen Unterweisung, wie wir sie in dieser Arbeit angewendet haben, zu beschreiben, bedingt die Festlegung messbarer Parameter. Ihn zu messen beinhaltet weiterhin als Grundlage die operationalisierte Beschreibung von Lernzielen, deren erfolgreiche Erreichung durch diese Parameter bestimmt werden müsste. Lernerfolg hat zudem meist mehrere Dimensionen, die zur korrekten Beschreibung ebenfalls herangezogen werden müssten.

Im Zuge des hier vorgestellten musikgeragogischen Konzeptes sind diese Bedingungen nur schwer zu erreichen. Primäres Ziel war ja eher die Anleitung zum aktiven Musizieren mit einem Instrument, in dessen Folge sich ggf. positive Effekte auf die Motivation, die Bewältigung motorischer Aufgaben sowie auf die kognitiven Leistungen ergeben, die sich auch günstig auf die Bewältigung von Alltagskompetenzen auswirken können.

Als messbarer Parameter kann allerdings die Anzahl der Noten angesehen werden, die ein Teilnehmer in der Lage ist, von der vorgelegten Musizierschablone in der richtigen Abfolge des Musikstückes abzuspielen. Dabei wird auf die rhythmisch korrekte Wiedergabe unterschiedlicher Notenwerte kein Wert gelegt. Es wird lediglich bestimmt, wie viele Noten in korrekter Abfolge beim Spielen eines Stückes bewältigt werden, bevor sich Fehler einschleichen oder abgebrochen wird.

Dieser Parameter beschreibt also die Spielfertigkeit hinsichtlich der Länge des Musikstückes und schließt damit vor allem die Fähigkeit ein, der Struktur des Notentextes auf der Musizierschablone folgen zu können. In der folgenden Graphik haben wir die Anzahl der Noten, die in richtiger Folge von der Musizierschablone abgespielt werden konnten, gegen die Zahl der Musizierstunden aufgetragen. Ist der Teilnehmer bereits nach wenigen Unterrichtsstunden in der Lage, längere Notentexte abzuspielen, dann steigt die resultierende Regressionsgerade steil an, anderenfalls beschreibt eine langsam steigende Regressionsgerade den Fall, dass der Teilnehmer für das Erfassen und Abspielen der Struktur des Notentextes längere Zeit benötigt und dass er das Gelernte zwischen zwei Unterrichtsstunden eventuell auch vergisst.

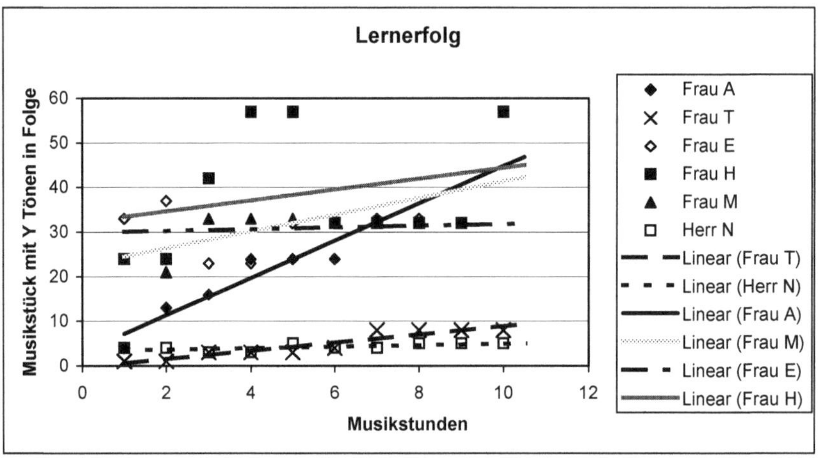

Das Ergebnis der Beschreibung des Lernerfolges weist eine interessante und auffällige Tendenz auf. Es zeigen sich deutlich zwei Gruppen von Teilnehmern: Eine Gruppe ist relativ rasch in der Lage, längere Musikstücke fehlerfrei abzuspielen (Frau A., Frau E., Frau H. und Frau M.), eine andere Gruppe aber benötigt deutlich längere Zeit, also mehr Einzelunterrichtsstunden. Letztere Gruppe beherrscht in der Projektlaufzeit von i.d.R. 10 Unterrichtsstunden in ca. drei Monaten auch nur kürzere Musikstücke. Es sei hier vorweggenommen, dass die Teilnehmer aus dieser Gruppe indes beim Assessment motorischer Funktionen deutlich mehr profitierten als die erste Gruppe. Dieses Ergebnis wird noch zu diskutieren sein.

Ein besonderes Ergebnis findet sich für Frau E. Die Regressionsgerade verläuft zwar mit nur geringer Steigung, beginnt aber auf sehr hohem Niveau. Frau E. konnte bereits in der ersten Unterrichtsstunde scheinbar ohne Schwierigkeiten das vorgelegte Musikstück spielen. Die Auswahl der Musikstücke erfolgte nach den Wünschen der Teilnehmer. Für Frau E. ist zu vermuten, dass sie in den weiteren Unterrichtsstunden unterfordert wurde, längere Musikstücke wurden ihr nicht vorgelegt, sie konnte aber nach kurzer Zeit auch zweistimmig beidhändig spielen. Diese Komplexität wird aber durch den für die Messung des Lernerfolgs gewählten Parameter gar nicht berücksichtigt.

3.2 Ergebnisse des Assessments

Alle Tests wurden selbstverständlich mit Zustimmung der Teilnehmer bzw. der verantwortlichen Pflegeperson durchgeführt. Prä-Werte wurden am Anfang des Projektes erhoben, die Post-Werte nach drei Monaten, unabhängig von einer jeweilig eventuell längeren Projektdauer. Die Testverfahren zur Beschreibung der Alltagskompetenz (Barthel-Index) bzw. der Demenz-Detektion (DemTect) sind leicht anwendbar, der Barthel-Index sowie die Hachinski-Ischämie-Skala/Rosen-Ischämie-Skala können auch durch Befragen der Angehörigen bzw. der Pflegepersonen erhoben werden. Für die Konzeption der Einzelstunden sind diese Angaben für den Musikgeragogen hilfreich. Aus den Ergebnissen kann abgeleitet werden, welche Strategie für die Ansprache und das Vermitteln von essentiellen Bewegungsabläufen eventuell Erfolg versprechen. Oberstes Ziel ist es ja, die vorhandenen Kompetenzen zu fördern und beim Musizieren ein Höchstmaß an Autonomie zu gestatten. Hierzu gehört aber die Einschätzung der zu erwartenden Fähigkeiten sowohl bei kognitiven Leistungen als auch bei motorischen Leistungen.

3.2.1 Alltagskompetenz

Zur Beschreibung der Alltagskompetenz wurde bei den Teilnehmern der Barthel-Index bestimmt. Der Test wurde zu Beginn des Instrumentalunterrichts erhoben.

Teilnehmer	**Barthel-Index**
Frau A.	25
Frau E.	70
Frau H.	60
Frau M.	55
Herr N.	15
Frau T.	35
Kontrollen	
Herr D.	100
Frau I.	100
Frau S.	100
Frau U.	100
Frau Y.	100
Frau Z.	100

Der Barthel-Index besitzt einen Maximalwert von 100, was keine Einschränkungen bei der Bewältigung der im Alltag abgeforderten Kompetenzen bedeutet. Die Werte der Teilnehmer liegen deutlich darunter und beschreiben die vorhandenen, z.T. doch erheblichen Einschränkungen, die bei Frau A., Herrn N. und Frau T. deutlich höher ausfallen als bei den anderen Teilnehmern.

3.2.2 Prä-Post-Vergleich des DemTect

Kognitive Leistungsbereiche wurden mit dem DemTect beschrieben. Der Prä-Wert wurde zu Beginn des Instrumentalunterrichts erhoben, der Post-Wert am Ende der hier beschriebenen Unterrichtsphase.

DemTect		Gesamtergebnis (max. 18) Einzelergebnisse in Punkten	Wortliste (max. 20) verbales Gedächtnis	Zahlen umwandeln (max. 4) kognitive Flexibilität	Supermarktaufgabe (max. 30) Wortflüssigkeit	Zahlenfolge rückwärts (max. 6) Arbeitsgedächtnis	Erneute Abfrage der Wortliste (max. 10) mittelfristige Gedächtnisleistung
Frau A.	prä	3	7	0	3	0	3
	post	3	9	0	3	0	2
Frau E.	prä	6	7	0	4	1	5
	post	9	10	3	8	3	2
Frau H.	prä	7	11	1	8	2	1
	post	9	11	1	11	2	4
Frau M.	prä	2	5	1	3	3	0
	post	3	6	0	6	2	1
Herr N.	prä	3	5	-	3	2	3
	post	3	7	-	1	2	1
Frau T.	prä	2	1	2	0	2	0
	post	2	6	1	1	2	0
Kontrollen							
Frau I.		18	14	4	18	4	7
Frau U.		18	17	4	27	5	7

Das Gesamtergebnis ergibt sich aus einer Umrechnung der Einzelwerte zu Punktwerten nach Tabellen. Die Skala erreichbarer Werte reicht von 0 bis 18 Punkten: Werte ab 13 Punkten sprechen für eine angemessene kognitive Leistung, zwischen 9 und 12 Punkten ist von einer milden kognitiven Beeinträchtigung und bei Werten unter 8 von einer Demenz auszugehen.

Die angegebenen Werte der Untertests sind die tatsächlichen Ergebnisse: Beim Untertest Wortliste bedeutet eine 1, dass ein Wort erinnert worden ist, usw. Markante positive Trends zeigen sich bei Frau A., Frau E., Herrn N. und Frau T. im Untertest Wortliste, welcher das verbale Gedächtnis bewertet, bei Frau E., Frau H. und Frau M. im Untertest Supermarktaufgabe, welcher die Wortflüssigkeit bewertet, sowie bei Frau H. im Untertest Erneute Abfrage der Wortliste, welcher den verzögerten Abruf der erinnerten Wörter bewertet. Positive Veränderungen sind in der Tabelle hervorgehoben.

Für Frau E. und Frau H. lässt sich ein positiver Trend im DemTect aufzeigen. Frau A., Frau M., Herr N. und Frau T. lassen keine Unterschiede im Gesamtergebnis erkennen. Da bei Frau T. und Herrn N. die Vermutung einer Aphasie besteht, kann in diesem Test nicht mit einer durchgängigen positiven Veränderung gerechnet werden, weil die verbale Kommunikation bei beiden Personen erheblich eingeschränkt ist.

3.2.3 Hachinski-Ischämie-Skala/Rosen-Ischämie-Skala

Die Hachinski-Ischämie-Skala wurde eingesetzt, um eine Differenzierung zwischen Demenzen vom Alzheimer-Typ einerseits und vaskulären Demenzen andererseits zu ermöglichen. Die Fremdbeurteilung wurde von den entsprechenden Pflegekräften durchgeführt. In der folgenden Tabelle sind die Ergebnisse sowohl für die Hachinski-Ischämie-Skala als auch für die Rosen-Ischämie-Skala zusammengefasst.

Teilnehmer	**Hachinski-Ischämie-Skala**	**Rosen-Ischämie-Skala**
Frau A.	9	4
Frau E.	4	2
Frau H.	8	4
Frau M.	9	9
Herr N.	12	8
Frau T.	9	9

Für die Hachinski-Skala gelten folgende Abstufungen: Ein Punktwert von 7 bis 18 weist mit großer Sicherheit auf eine Multiinfarkt-Demenz hin, Punktwerte zwischen 5 und 6 bedeuten eine Mischform zwischen vaskulärer Demenz und Alzheimer-Krankheit, bzw. die Zuordnung zu einer bestimmten Form ist nicht eindeutig. Bei Werten bis 4 liegt eine primär degenerative Demenz vor. Für die Ischämie-Skala nach Rosen gelten folgende Abstufungen: Eine Punktzahl von 0 bis 3 Punkten weist auf eine Demenz vom Alzheimer-Typ, eine von 4 bis 12 Punkten auf eine Multiinfarkt-Demenz hin. Beide Skalen sprechen außer bei Frau E. für eine Multiinfarkt-Demenz.

3.2.4 Prä-Post-Vergleich motorischer Funktionen der Projektteilnehmer

Jeweils am Anfang (Prä-Wert) und zu Ende (Post-Wert) der in dieser Arbeit beschriebenen Unterrichtsphase wurden der Nine-Hole-Peg-Test und der Box and Block Test bei den Teilnehmern durchgeführt.

Als Kontrollen wurden die Werte von 6 Personen bestimmt, die keine dementiellen Veränderungen aufwiesen. Diese Werte dienen der Evaluation der Testergebnisse an den publizierten Normwerten (Mathiowetz et al. 1985a, 1985b, Desrosiers et al. 1994), sie liegen beim Nine-Hole-Peg-Test als auch beim Box and Block Test in Übereinstimmung. Damit ist sichergestellt, dass unsere Testdurchführung zu validen Ergebnissen führt.

Beim Nine-Hole-Peg-Test hat Schneider (2007) eine Skalierung ihrer Originalwerte vorgenommen und so aus den Messergebnissen Punktwerte ermittelt. Wir haben die Skalierung von Schneider übernommen, um die Ergebnisse vergleichbar zu machen. Die Werte von Frau T. liegen bei der Anwendung dieser Skalierung im Bereich des Bodenwertes. Deshalb haben wir die Skala von Schneider nach unten verlängert, ohne die Intervallgröße, welcher ein Punktwert zugeordnet wird, zu verändern. Vergleichbar sind daher nicht die tatsächlichen Punktwerte, allerdings sind so die Differenzen zwischen Prä- und Post-Werten direkt mit den Differenzwerten bei Schneider (2007) vergleichbar.

In den Tabellen sind alle Ergebnisse des motorischen Assessments zusammengefasst. Zur statistischen Auswertung wurde das Computerprogramm StatPlus 2008 Professional eingesetzt.

Nine-Hole-Peg-Test	Rechts					Links				
	Prä		Post		Δ	Prä		Post		Δ
Teilnehmer	Wert[s]	P-Wert	Wert[s]	P-Wert		Wert[s]	P-Wert	Wert[s]	P-Wert	
Frau A.	54,2	21	44	22	1	67,5	19	49	21	2
Frau E.	29,5	23	21,5	24	1	34,1	23	22,5	24	1
Frau H.	48,6	21	34,5	23	2	61,3	20	45	22	2
Frau M.	39	22	28	23	1	43	22	44	22	0
Herr N.	124	14	72	19	5	192	7	180	8	1
Frau T.	213	5	133	13	8	-	-	-	-	
Kontrollen										
Herr D.	16,3	24	-	-		18,9	24	-	-	
Frau I.	20	24	-	-		18,7	24	-	-	
Frau S.	19,5	24	-	-		20,3	24	-	-	
Frau U.	15,3	24	-	-		20,7	24	-	-	
Frau Y.	15,6	24	-	-		19	24	-	-	
Frau Z.	17	24	-	-		-	-	-	-	

P-Wert: Punktwert; Δ: Differenz der P-Werte zwischen Post und Prä

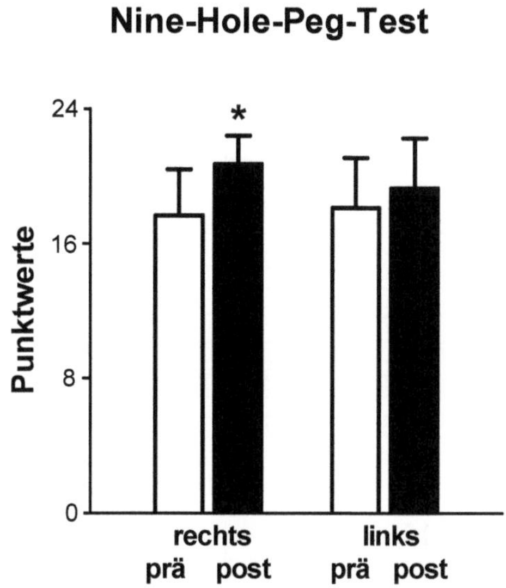

Die Graphik zeigt die Mittelwerte + S.E.M. Der S.E.M.-Wert ist ein Maß für die Streuung. Die Daten wurden mithilfe eines statistischen Tests (Wilcoxon Matched Pairs Test) miteinander verglichen. Der Stern sagt aus, dass die Werte prä und post auf der rechten Seite mit einer Irrtumswahrscheinlichkeit von weniger als 5 % signifikant voneinander verschieden sind. Auf der linken Seite beträgt die Irrtumswahrscheinlichkeit 6,8 %, so dass ein signifikanter Unterschied nicht besteht. Die y-Achse endet mit dem Wert 24, also genau dem Punktwert, den die gesunden Probanden erreicht haben (siehe Tabelle).

Auffallend ist der positive Trend im Prä-Post-Vergleich des Nine-Hole-Peg-Tests für Frau T. und Herrn N. Bei beiden liegen die Scores erheblich unter denen der anderen Teilnehmer. Dies reflektiert ihre markanten Einschränkungen im Bereich der Feinmotorik, hier insbesondere der Fingerfertigkeit. Der Post-Wert ergibt eine Verbesserung von 8 bzw. 5 Punktwerten.

Zwischen den Prä-Post-Ergebnissen für die rechte Hand der gesamten Teilnehmergruppe ergibt sich ein signifikanter Unterschied (p=0,0277, N=6), der sich für die linke Hand nicht zeigt. Dies deutet auf einen positiven Einfluss des Musizierens mit der rechten Hand hin.

Box and Block Test	Anzahl der bewegten Holzwürfel/min Mittelwerte			
	rechts		links	
Teilnehmer	Prä	Post	Prä	Post
Frau A.	18,5	19,7	21	20,5
Frau E.	27,5	30,5	20	26
Frau H.	21,5	23,5	18,5	18
Frau M.	20,3	26,7	17,7	20
Herr N.	7,5	7,5	4	5
Frau T.	16,3	21	11,7	16,7
Kontrollen				
Herr D.	64,7	-	65,3	-
Frau I.	52	-	61,3	-
Frau S.	50	-	43,7	-
Frau U.	47,3	-	49,7	-
Frau Y.	62	-	50	-
Frau Z.	36,5	-	38,5	-

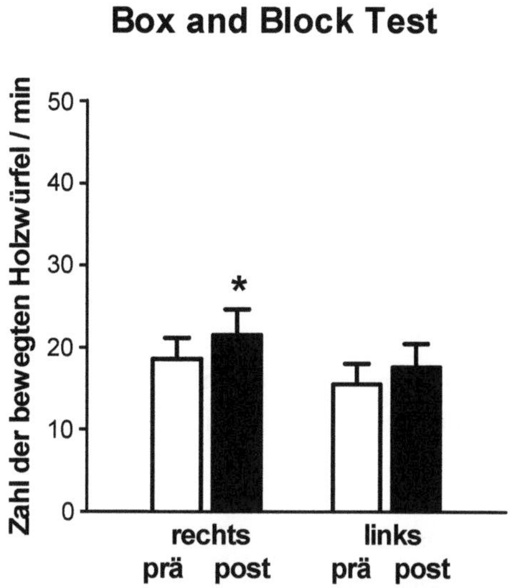

Die Graphik zeigt die Mittelwerte + S.E.M. Der S.E.M.-Wert ist ein Maß für die Streuung. Die Daten wurden mithilfe eines statistischen Tests (Wilcoxon Matched Pairs Test) miteinander verglichen. Der Stern sagt aus, dass die Werte prä und post auf der rechten Seite mit einer Irrtumswahrscheinlichkeit von weniger als 5 % signifikant voneinander verschieden sind. Auf der linken Seite beträgt die Irrtumswahrscheinlichkeit 11,6 %, so dass ein signifikanter Unterschied nicht besteht. Die y-Achse endet mit dem Wert 50, also etwa dem Wert, den die gesunden Probanden erreicht haben (siehe Tabelle).

Dies bestätigt auch der Box and Block Test. Mit diesem Assessmentverfahren ist der Prä-Post-Unterschied für die rechte Hand der gesamten Teilnehmergruppe signifikant (p=0,0431, N=6). Beide Testverfahren des motorischen Assessments zeigen mithin: Personen mit markanten Einschränkungen der Beweglichkeit und Bewegungssteuerung der Hände und Arme profitieren vom aktiven Musizieren mit der Veeh-Harfe.

3.2.5 Aachener Aphasie Test

Für Frau T. und Herrn N. war aus der Anamnese zu entnehmen, dass Aphasie vermutet werden konnte. Sie zeigten auch entsprechendes Verhalten bei verbalen kommunikativen Leistungen. Deshalb wurde der Aachener Aphasie Test (AAT) zu Beginn und am Ende der Unterrichtsphase durchgeführt. Von den Untertests des AAT kann der Token Test auch eigenständig eingesetzt werden. Er ist ein Screening-Test zur Erfassung aphasischer Störungen (Ivemeyer und Zerfaß 2006). Der Test gibt Hinweise auf eine bestehende Aphasie, beschreibt den Grad der aphasischen Störungen, ohne indes zur Differentialdiagnose der einzelnen aphasischen Syndrome beizutragen. Dies ist den anderen Untertests des Aachener Aphasie Tests vorbehalten und im Rahmen unseres Projektes auch von nachrangiger Bedeutung. Zum Vergleich haben wir den AAT auch bei Teilnehmern eingesetzt, bei denen aphasische Störungen ihrer verbalen Kommunikation nicht gesehen werden konnten. Wir haben den Token Test auch für Frau M. erhoben, um diese Beobachtung zu bestätigen.

Aachener Aphasie Test: Herr N.	**Prä-Werte**	**Post-Werte**
Spontansprache (Punktwerte):		
Kommunikationsverhalten	3	4
Artikulation und Prosodie	3	4
Automatisierte Sprache	5	5
Semantische Struktur	4	4
Phonematische Struktur	5	5
Syntaktische Struktur	1	2
Token Test:	**signifikant**	
Alterskorrigierter Gesamtpunktwert	35	12
Prozentrang	38	77
T-Wert	49	45
Stanine	4	6
Grad der Aphasie/ keine Aphasie*	mittel	leicht

* Vgl. Huber et al. 1983, Handanweisung, S. 137.

Aachener Aphasie Test: Frau T.	**Prä-Werte**	**Post-Werte**
Spontansprache (Punktwerte):		
Kommunikationsverhalten	2	2
Artikulation und Prosodie	5	5

Automatisierte Sprache	4	5
Semantische Struktur	4	4
Phonematische Struktur	5	5
Syntaktische Struktur	1	2
Token Test:	**signifikant**	
Alterskorrigierter Gesamtpunktwert	38	30
Prozentrang	31	46
T-Wert	45	49
Stanine	4	5
Grad der Aphasie/ keine Aphasie*	mittel	mittel
Nachsprechen:	**signifikant**	
Gesamtpunktwert	68	108
Prozentrang	23	48
T-Wert	43	50
Stanine	3	5
Grad der Aphasie/ keine Aphasie*	schwer	mittel
Schriftsprache:		
Gesamtpunktwert	24	30
Prozentrang	32	36
T-Wert	45	47
Stanine	4	4
Grad der Aphasie/ keine Aphasie*	mittel	mittel
Benennen:		
Gesamtpunktwert	52	44
Prozentrang	37	34
T-Wert	47	46
Stanine	4	4
Grad der Aphasie/ keine Aphasie*	mittel	mittel
Sprachverständnis:		
Gesamtpunktwert	65	62
Prozentrang	33	30

T-Wert	46	45
Stanine	4	4
Grad der Aphasie/ keine Aphasie*	mittel	mittel

* Vgl. Huber et al. 1983, Handanweisung, S. 137.

Die sog. Stanine-Skala (Standard-Nine-Skala) ist eine Vergröberung der Prozentranginformationen. Die Stufen 8–9 dieser Skala sind als Normalbereiche des AAT beschrieben worden (Huber et al. 1983, Handanweisung, S. 74).

Bei Herrn N. konnten nicht alle Untertests des AAT durchgeführt werden. Der Token Test zeigte sich im Prä-Post-Vergleich als signifikant. Die Prä-Post-Unterschiede beim Token Test und beim Untertest Nachsprechen erwiesen sich bei Frau T. als signifikant (Hervorhebung in der Tabelle). Die folgenden Abbildungen veranschaulichen diese positiven Effekte am Ende der Projektphase mit der Veeh-Harfe. Alle Auswertungen zum AAT wurden mit dem Computerprogramm AATP 4.0 der Fa. Phoenix Software gerechnet.

Aachener Aphasie Test: Herr N.

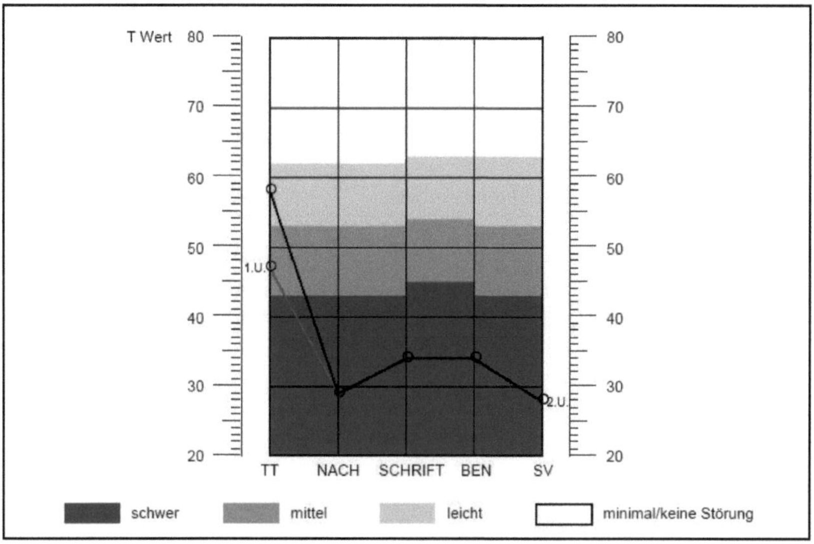

(1.U.=Prä-Werte, 2.U.=Post-Werte; TT=Token Test, NACH=Nachsprechen, SCHRIFT= Schriftsprache, BEN=Benennen, SV=Sprachverständnis)

Aachener Aphasie Test: Frau T.

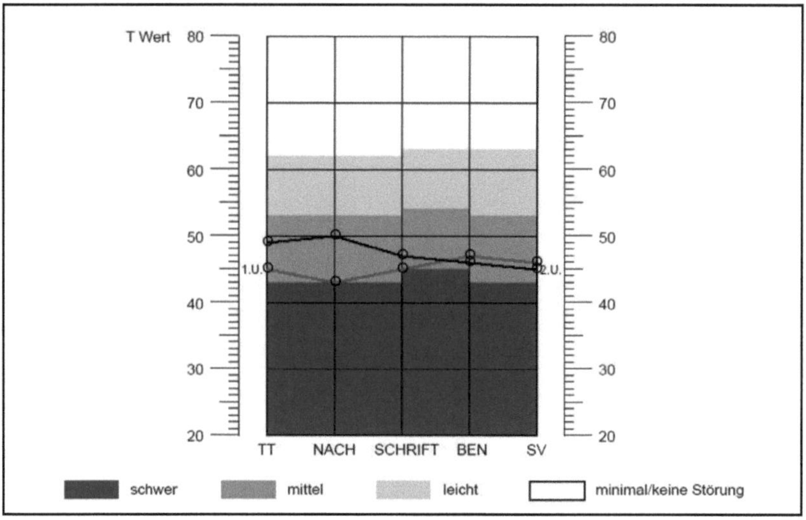

(1.U.=Prä-Werte, 2.U.=Post-Werte; TT=Token Test, NACH=Nachsprechen, SCHRIFT= Schriftsprache, BEN=Benennen, SV=Sprachverständnis)

Token Test: Frau M.	**Prä-Werte**
Alterskorrigierter Gesamtpunktwert	0
Prozentrang	99
T-Wert	73
Stanine	9
Grad der Aphasie/keine Aphasie	keine

Für Frau M. bestätigte der Token Test die Vermutung, dass keine aphasische Störung vorliegt (Huber et al. 1983, Handanweisung, S. 137). Ein Post-Wert wurde deshalb nicht mehr erhoben.

4 Diskussion

Die Teilnehmer unseres Projektes haben ganz unterschiedliche musikalische Kompetenzen. Frau M. hatte in der Kindheit ein Instrument gespielt, wohl eine Akkordzither. Sie verband hiermit heute einerseits eine spontane Ablehnung der Veeh-Harfe, die sie sehr richtig als ein Instrument der Zitherfamilie erkannte. Negativerlebnisse während der eigenen Musikausübung mit der Akkordzither beeinflussten diese Ablehnung. Andererseits verweist sie auf ihre Musikalität, die sie ja als Kind bereits beim Erlernen des Spiels mit der Akkordzither bewiesen habe. Zudem könne sie auch gut singen. Frau E. hatte früher Klavier gespielt, Frau H. und Herr N. Akkordeon.

Frau A. und Frau T. hatten keinerlei eigene Lebenserfahrung mit dem Erlernen eines Instrumentes. Sie hatten in jungen Jahren keine Gelegenheit dazu. Frau T. war aber wohl immer schon musikinteressiert und hatte mit ihrem Ehemann regelmäßig Konzerte und Opern besucht. Man muss annehmen, dass sie als Kind zumindest gesungen hat, ob allein in der Familie oder auch in einem Singkreis o.ä. entzieht sich unserer Kenntnis, Frau T. hat darüber auch nie gesprochen.

Musikalische Kompetenzen müssen erworben werden, sie fallen einem Menschen nicht von selber zu. Hierbei ist eine Frühförderung essentiell, wenn besondere Leistungen erreicht werden sollen. Ist damit aber auch das Erlernen eines Instrumentes im Erwachsenenalter unmöglich oder mit besonderem Aufwand und weniger guten Ergebnissen verbunden? Die musikalische Erwachsenenbildung (Wucher 1999) hat gezeigt, dass dies ein Vorurteil wäre. Musikalische Bildung und musikalisches Lernen dauern das ganze Leben und musikalische Fähigkeiten können über die gesamte Lebensspanne aufgebaut werden. Spychiger (2006) berichtet über eine 85-jährige Dame, die nie eine musikalische Spezialförderung erhalten hatte und erst im Altersheim ein entsprechendes Angebot nutzte. Innerhalb eines Jahres erlernte sie das Spielen auf der Zither und beherrschte nach zwei Jahren über 100 Stücke.

Wie aber ist diese Frage zu beantworten, wenn der „Musikschüler" bereits die 8. Lebensdekade überschritten hat und zudem bereits unter bedeutenden kognitiven Einschränkungen leidet? Die Teilnehmer dieses Projektes gehören dieser Gruppe von Menschen an. Unsere Arbeit bestätigte jedoch eindeutig, dass das Erlernen eines Instrumentes auch unter diesen Rahmenbedingungen noch möglich ist. Alle Menschen haben ein musikalisches Selbstkonzept durch die mannigfaltigen Kontakte zur Musik, es ist abhängig von bestimmten Fähigkeiten (Spychiger 2006), welche durch musikalische Ausbildung in unterschiedlichster Weise ausgeprägt werden können.

In unserem Projekt wurde der DemTect zur Beschreibung kognitiver Leistungsbereiche eingesetzt. Drei Teilnehmerinnen und ein Teilnehmer weisen mit einem Gesamtwert von 2 bzw. 3 zu Beginn den gleichen dementiellen Schweregrad auf. Gegen Ende des Projektes zeigten sich bei Frau A., Frau E., Herrn N. und Frau T. positive Trends im Untertest Wortliste, welcher das verbale Gedächtnis bewertet, sowie bei Frau M. im Untertest Supermarktaufgabe, welcher die Wortflüssigkeit bewertet. Bei Frau E. und Frau H. verbesserte sich das Gesamtergebnis neben einzelnen Untertests.

Eckold (2008) weist zu Recht darauf hin, dass Demenztests, bei denen wie beim hier verwendeten DemTect eine verbale Kommunikation zugrunde liegt, bei Aphasikern zu „falsch" negativen Bewertungen tendieren. Dies ist zu bedenken, wenn man die Ergebnisse von Demenztests der Teilnehmer zur Planung eines musikgeragogischen Projektes heranzieht. Störungen im verbalen Kommunikationsverhalten deuten nicht immer auf kognitive Defizite hin. Insofern ist die Durchführung des Token Tests aus der Testbatterie des Aachener Aphasie Tests eine Möglichkeit, diese Problematik zu erkennen. Man wird jedoch nicht immer in der Lage sein, diesen Test durchzuführen. In der Regel wird man bei sehr positiver Grundhaltung der Pflegedienstleitung und der Angehörigen die Erlaubnis für den DemTect bekommen.

Auf der Seite der musikgeragogischen Arbeit mit den Teilnehmern unseres Projektes ist v.a. die Rücksichtnahme auf die am Tag der Unterrichtseinheit abrufbaren Ressourcen wesentlich: Die Konzentrationsfähigkeit und damit die Merkfähigkeit lässt nicht nach einem standardisierten Muster nach. Sie kann einmal lange andauern, beim nächsten Treffen bereits nach einigen Minuten abflachen. Dem muss man Rechnung tragen (vgl. auch Spahn 2008).

Ist während einer Unterrichtseinheit ein Lernplateau erreicht, dann hilft in einem Fall das Wiederholen (mithin eine intensive Übephase) der zuvor benutzten Bewegungsabläufe oder Melodielinien, im anderen Fall der Wechsel auf ein anderes Instrument, z.B. Singen. Bezogen auf die Gesamtdauer des Projektes war bei Frau T. ein deutliches Lernplateau zu beschreiben, das erst nach einigen Wochen überwunden war. Die Abbildung verdeutlicht theoretisch den Lernprozess im Hinblick auf Lernplateaus.

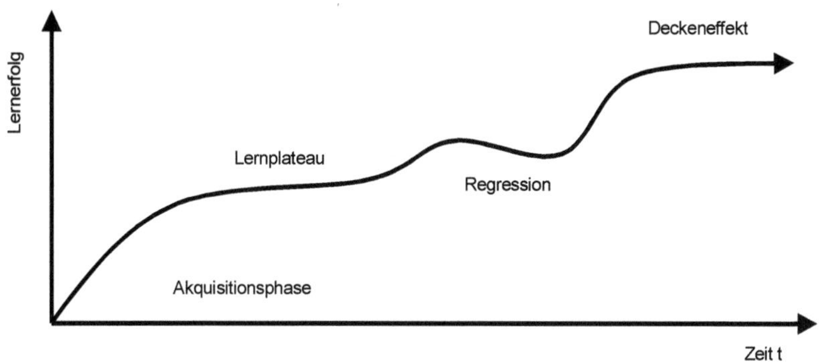

Wertet man den Lernerfolg auf die gesamten Unterrichtsstunden von Frau T. aus, so erhält man einen ganz ähnlichen Verlauf:

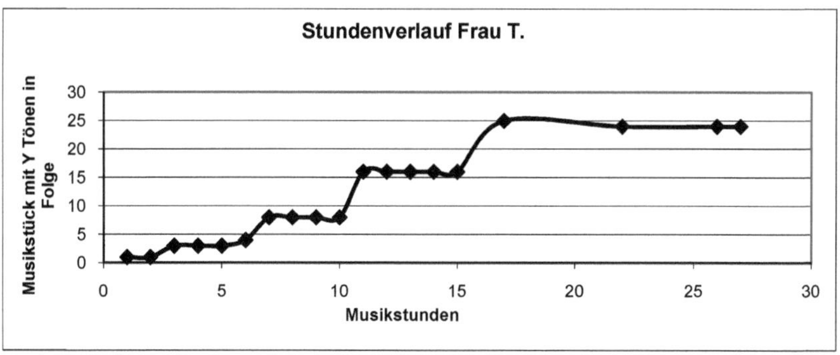

In unserem Projekt kam eine ritualisierte Unterrichtsstunde zur Anwendung: Das Anfangsritual bestand im Wesentlichen in einem Vorspiel eines von den Teilnehmern aus einer Auswahl gewünschten Musikstückes auf der Veeh-Harfe oder einem aus der Biographie bekannten Liedes. Diese Anfangsphase dient dem Einstimmen auf die akustischen Reize des Instrumentes und – wesentlich – dem Beobachten der Bewegungsabläufe beim Zupfen der Töne. Der Wiedererkennungswert der vorgespielten Melodien von Stunde zu Stunde kann die Konzentration auf die Musizierstunde erhöhen. Deshalb ist die Auswahl der Stücke hier zumeist auf nur zwei oder drei Werke oder Lieder begrenzt worden.

In der Hauptphase, in der die Teilnehmer selbst Veeh-Harfe spielen, steht das Vormachen der Bewegungsabläufe im Vordergrund der musikgeragogischen Arbeit. Imitationslernen und die Nutzung der Spiegelneuronen sollen gefördert werden. Einzelne Feinziele werden möglichst immer nach folgendem Schema angegangen: 1. Vorspielen/Vormachen am Instrument der Teilnehmer, rechts neben ihm stehend und mit dem gleichen Arm ausgeführt, den die Teilnehmer zum Spielen benutzen würden. 2. Führen der Hand von Ton zu Ton, Saite zu Saite. Dabei wird der Unterarm bzw. die Hand so geführt, dass ein unabhängiges und eigenes Bewegen des Fingers zum Zupfen der Saiten durch die Teilnehmer möglich wird. Hier wird die Abfolge der Töne der Melodie trainiert und in einen Zusammenhang mit dem Notationssystem der Spielvorlagen gebracht. 3. Schließlich wird dann Raum und Zeit gegeben für das autonome Spielen der Teilnehmer.

Bei Frau E., Frau H. und Frau M. war das Führen der Hand nicht notwendig, sie konnten relativ schnell die notwendigen Bewegungsabläufe umsetzen. Dieses Vorgehen hat sich insbesondere dann bewährt, wenn während der Akquisitionsphase mehrere Unterrichtsstunden gebraucht werden, um ein Ziel – z.B. die Bewältigung eines Musikstückes – zu erreichen. Die Musizierstunde endet dann immer mit einem Schlussritual: Ein Ausklang wird z.B. durch ein Vorspiel der Musikgeragogin oder das gemeinsame Musizieren des erlernten Stückes ermöglicht. Alternativen sind Singen mit Begleitung durch die Musikgeragogin auf der Veeh-Harfe oder andere gemeinsame Aktivitäten. Je nach Verlauf der Unterrichtseinheit kann das Schlussritual spontan gestaltet werden. Insbesondere kann eine vorhandene Motivation zum gemeinsamen Musizieren aufgegriffen oder aber durch ein Vorspiel dem Wunsch nach bloßem Zuhören entsprochen werden.

Viele Prozesse, die für das Erlernen eines Musikinstrumentes wie der Veeh-Harfe essentiell sind, werden vom Kleinhirn gesteuert. Es erfüllt wichtige Aufgaben bei der Steuerung der Motorik und ist dabei zuständig für die Koordination, Feinabstimmung und unbewusste Planung sowie für das Erlernen von Bewegungsabläufen. Zudem nimmt es eine Schlüsselrolle beim impliziten Lernen und damit für das prozedurale Gedächtnis ein. Gut trainierte, automatisierte Bewegungsabläufe, für die kein Nachdenken mehr erforderlich ist, werden im Kleinhirn gespeichert – so z.B. die Bewegung der Finger beim Klavierspielen. Weiterhin ist das Kleinhirn der Ort für assoziatives Lernen. (Timmann-Braun und Maschke 2003, Gedächtnis 2008)

Das prozedurale Gedächtnis ist v.a. für das Musizieren wichtig. Es erlaubt die Verarbeitung sensomotorischer Fähigkeiten, die für das Spielen eines Musikinstrumentes wichtig sind, und schließt auch einfache Koordinierungsvorgänge ein. Das prozedurale Gedächtnis benutzt sehr alte Gehirnbereiche, die Basalganglien und das Kleinhirn, und reagiert in erster Linie auf „Drill" – also auf stetiges Üben ohne viel Nachdenken. (Gedächtnis 2008)

Die Koordination, das Zusammenspiel unterschiedlicher Sinnesqualitäten und -systeme, bezeichnet man als sensorische Integration. Beim Spielen der Veeh-Harfe z.B. steuern die Augen die Bewegung zur richtigen Saite, taktile, über Hautrezeptoren und propriozeptive Rezeptoren vermittelte Reize geben Rückmeldung über die Zupfbewegung, das Ohr schließlich über den richtigen Ton im Zuge der gespielten Melodie. Diese Rückmeldungen steuern wiederum die einzelnen Bewegungsabläufe. Störungen in grob- bzw. feinmotorischen Kompetenzen können also einen großen Einfluss auf das Erlernen von Bewegungsabläufen zum Spielen eines Instrumentes haben, umgekehrt kann das Spielen des Instrumentes auch zu einer Veränderung dieser Bewegungseinschränkungen führen.

Das Phänomen der Spiegelneuronen und deren postulierte Bedeutung beim Imitationslernen von Bewegungsabläufen hat Binkowski für Rehabilitationsmaßnahmen bei Patienten nach Schlaganfall genutzt und dabei Erfolge beschrieben (Binkofski 2000, Binkofski 2006, Spiegelneuronen 2004). Die Patienten sehen zunächst Filmaufnahmen einer Folge von Bewegungen – Arm ausstrecken, Hand öffnen, Greifen nach einem Apfel und diesen zum Mund führen, um davon abzubeißen. Gleich darauf versucht der Patient das Gesehene selbst aktiv zu imitieren, um die Repräsentation des Ablaufs im Gehirn zu festigen. Die motorischen Fähigkeiten verbesserten sich in dieser Gruppe im Verlauf eines 40-tägigen Trainings deutlich schneller als in der Vergleichsgruppe, die keine Videotherapie erhielt (Binkofski 2006). Dabei scheint auch bedeutsam zu sein, dass eine Bewegung in einem Kontext mit einer Handlungsabsicht steht, die Beobachtung der isolierten Bewegung scheint weniger wirksam zu sein (Iacoboni et al. 2005). Studien zeigen, dass sich selbst 10–15 Jahre nach einem Schlaganfall Hirngebiete aktivieren lassen (Spiegeltherapie 2008).

Der Schlaganfall bei Frau T. ereignete sich bereits Anfang der 1990er Jahre. Trotzdem konnten wir in den eingesetzten motorischen Tests bei ihr positive Ergebnisse beschreiben. In der Phase des Erlernens der Handhabung des Instrumentes haben wir strikt Bewegungsabläufe zur Erzeugung eines Tons (Handlungsabsicht) vorgemacht. Die Bewegungsabläufe zur Bewältigung der beiden motorischen Tests hingegen wurden lediglich verbal beschrieben und erklärt.

Durch den Einsatz eines Assessments mit einer Testbatterie aus kognitiven und motorischen Testsystemen haben wir eine quasi-quantifizierte Betrachtung der Unterrichtserfolge auf die krankheitsbedingten Einschränkungen von Funktionen des kommunikativen und sozialen Verhaltens sowie der fein- und grobmotorischen Fähigkeiten der Arme und Hände der Teilnehmer versucht.

Neben den im Zuge der Unterrichtsmitschau angefertigten Stundenprotokollen und Videoclips, die einer eher qualitativen Beschreibung des Erreichten und der weiteren Unterrichtsplanung dienen, haben wir die beschriebenen Testverfahren angewendet und ausgewertet. Hierdurch konnten wir zu den getesteten Parametern einen Prä-Post-Ergebnisverlauf angeben, der in Form einer Trendbeschreibung zeigt, welchen Einfluss der Unterricht im Veeh-Harfenspiel auf die krankheitsbedingten Einschränkungen der Teilnehmer hatte.

Zur Beurteilung von eher feinmotorischen Funktionen der Teilnehmer haben wir den Nine-Hole-Peg-Test (NHPT) zu Beginn und am Ende der Projektphase durchgeführt. Dieser Test beurteilt die Fingerfertigkeit. Die Skalierungen für den NHPT sind von Schneider (2007) übernommen, Unterschiede ausgedrückt durch Differenzwerte der Prä- und Postmessung somit vergleichbar. Für Frau T. konnten wir eine Prä-Post-Differenz von 8 Punktwerten im NHPT feststellen. Schneider (2007) zeigte in einer Gruppe von 32 Patienten nach Schlaganfall mit musikunterstütztem Training für eine Dauer von sechs Wochen eine um 1,21 Punktwerte höhere Prä-Post-Differenz als in der Kontrollgruppe, welche in derselben Zeit allein herkömmliche Standardtherapie erhalten hatte. Die positiven Ergebnisse für Frau T. sind markant, ebenso die Ergebnisse bei Herrn N. Die für Frau A., Frau E. und Frau M. festgestellte Verbesserung um einen Punktwert liegt auf dem von Schneider berichteten Niveau. Frau H. vermag sich um zwei Punktwerte zu verbessern.

Mit dem Box and Block Test (BBT) ermittelten wir motorische Funktionen der Hand- und Armbewegung. Für Frau T. und Frau M. ergeben sich auch bei diesem Test markante Verbesserungen. Sie liegen in den Bereichen, die von Schneider (2007) für die Gruppe mit musikunterstütztem Training ermittelt wurden. Frau E. und Frau H. weisen etwa gleichwertige Verbesserungen auf, während der Prä-Post-Vergleich bei Frau A. und Herrn N. vergleichsweise niedriger ausfällt. Für die gesamte Teilnehmergruppe zeigen sich im Prä-Post-Vergleich der rechten Hand bei beiden motorischen Testsystemen signifikante Effekte. Die Daten von Schneider (2007, Schneider et al. 2007) stützen die Validität unserer Ergebnisse.

Bei Frau T. lag die Vermutung eines aphasischen Syndroms nahe, was durch den Aachener Aphasie Test (AAT) bestätigt wurde. Die Prä-Post-Unterschiede beim Token Test und beim Untertest Nachsprechen erwiesen sich nach Auswertung mit dem Computerprogramm AATP als signifikant. Hier konnten wir nach Abschluss der Projektphase eine Verbesserung um einen Wert respektive zwei Werte auf der Stanine-Skala zeigen.

Für Herrn N. konnten indes nur zwei Untertests des AAT durchgeführt werden. Der Token Test zeigte allerdings eine signifikante Besserung der aphasischen Symptomatik von mittlerer hin zu leichter Aphasie.

Die Durchführung des AAT bei Personen mit dementiellen Syndromen kann sich als schwierig erweisen. Bonillo et al. (2001) weisen für den Token Test auf die hohen Anforderungen an die Konzentrationsfähigkeit und Belastbarkeit mancher Patienten hin. Dies gilt auch für die übrigen Untertests des AAT. Der Token Test gilt jedoch als sicheres Testverfahren, um Aphasie festzustellen, er ist standardisiert und ergibt somit ein zuverlässiges Maß für den Schweregrad der Aphasie. Die Ergebnisse des Token Tests lassen Rückschlüsse auf die alltagsrelevanten kommunikativen Probleme zu (Bonillo et al. 2001). Er ist zudem sensitiv gegenüber Veränderungen auch nach einer relativ kurzen Behandlungsdauer von ca. 30 Tagen (Bonillo et al. 2001). Deshalb erscheint er uns als Instrument für ein die musikgeragogische Arbeit begleitendes Assessment bei Verdacht auf Aphasie geeignet zu sein.

Aphasien sind Sprachstörungen, die durch eine Schädigung von bestimmten Hirnarealen bedingt sind. Es werden unterschiedliche Aphasien klassifiziert, je nachdem welches Hirnareal betroffen ist (z.B. Broca-Aphasie). Bei Sprachstörungen, die infolge von linksseitigen kortikalen Hirnstörungen auftreten, sind Module, die Semantik, Syntax, Lexikon, Phonologie und Prosodie kontrollieren, beeinträchtigt. Die Annahme, dass Sprache ausschließlich in der linken und Musik in der rechten Hirnhälfte verarbeitet wird, kann nach neueren Forschungsarbeiten, die Jäncke (2009) zusammenfasst, nicht mehr aufrecht erhalten werden. Offenbar sind Vernetzungen beider Hirnhälften sowohl bei der Verarbeitung von Sprache als auch von Musik wahrscheinlich. Dies würde auch erklären, warum musikalische Betätigung bei bestimmten Aphasikern zu einer Verbesserung von sprachlichen Fähigkeiten führen kann.

Die Ergebnisse unseres Assessments zeigen, dass sich die Beschäftigung mit Musik im Sinne der in diesem Projekt vorgestellten eigenen Musikausübung an einem Instrument für die Teilnehmer lohnt. Es konnten Veränderungen zum Positiven bei allen Parametern, die getestet wurden, festgestellt werden. Bereits den objektiven Testergebnissen ist zu entnehmen, dass derartige Effekte tatsächlich erreichbar sind. Deshalb sind Kommunikationsdefizite der Teilnehmer keine Einschränkung für das Assessment von Unterrichtserfolgen hinsichtlich der krankheitsbedingten Defizite. Die hier vorgeschlagenen Tests sind zudem geeignet, die häufigsten beobachtbaren Einschränkungen und ihre Veränderung im Laufe des Unterrichts zu beschreiben.

Das Operationalisieren des Lernerfolgs würde auch hinsichtlich der musikalischen Kompetenzen am Instrument Aufschlüsse darüber geben, welche Wirkungen die musikgeragogische Arbeit bei den Teilnehmern erzeugt hat. Wir haben nicht den Anspruch, für die Unterrichtsplanung definierte Lernziele auf Erreichen zu messen. Wir möchten aber gerne beschreiben, wie der Unterrichtsfortschritt verlaufen ist. Hierzu haben wir einen sehr einfach definierten Parameter benutzt: die Anzahl der Noten, die ein Teilnehmer in der Lage ist, von der vorgelegten Musizierschablone in der richtigen Abfolge des Musikstückes abzuspielen. Rhythmisch korrekte Wiedergabe unterschiedlicher Notenwerte wird ebensowenig in die Messung einbezogen wie der Komplexitätsgrad des Stückes. Es wird nur bestimmt, wie viele Noten in korrekter Abfolge beim Spielen eines Stückes bewältigt werden, bevor sich Fehler einschleichen oder vom Teilnehmer abgebrochen wird. Dieser Parameter beschreibt also die Spielfertigkeit hinsichtlich der Länge des Musikstückes und beschreibt die Fähigkeit, der Struktur des Notentextes auf der Musizierschablone folgen zu können, weniger also das Erreichen von Lernzielen. Aus diesem Grund ist der Parameter jedoch durchaus geeignet, Unterschiede in der Bewältigung des Musikstückes mit dem Instrument Veeh-Harfe zwischen den Teilnehmern zu beschreiben. Wir haben zudem zu den Datenreihen der jeweiligen Teilnehmer eine lineare Regressionsgerade als Trendlinie aufgetragen.

Steigt die Trendlinie steil an, dann bewältigen die Teilnehmer bereits nach wenigen Unterrichtsstunden längere Notentexte, eine flache Regressionsgerade beschreibt den Fall, dass für das Erfassen und das Spielen des Notentextes längere Zeit benötigt wird, der Fortschritt von Stunde zu Stunde in kleinen Schritten vonstatten geht und zwischen zwei Unterrichtsstunden Erlerntes auch vergessen wird.

Die Beschreibung des Lernerfolgs über den von uns gemessenen Parameter der Anzahl von in richtiger Abfolge bewältigten Noten eines Notentextes weist eine deutliche Tendenz auf. Wir können zwei Gruppen von Teilnehmern unterscheiden: Die Teilnehmer einer Gruppe vermögen bereits nach wenigen Unterrichtsstunden längere Musikstücke fehlerfrei abzuspielen (Frau A., Frau E., Frau H. und Frau M.), die Teilnehmer einer zweiten Gruppe benötigen deutlich mehr Unterrichtsstunden und der Fortschritt verläuft langsamer (Herr N. und Frau T.). Nach Ablauf der Projektlaufzeit, für die meisten Teilnehmer nach ca. drei Monaten und i.d.R. 10 Unterrichtsstunden, beherrschen die Teilnehmer dieser Gruppe auch nur kürzere Musikstücke.

Es ist auffallend, dass beide Teilnehmer der letztgenannten Gruppe signifikant positive Effekte sowohl beim Token Test als auch positive Trends beim Nine-Hole-Peg-Test, welcher feinmotorische Leistungen der Finger beschreibt, zeigen. Frau T. weist derartige positive Trends auch beim Box and Block Test auf, welcher eher grobmotorische Leistungen der Arme und Hände misst. Der Nine-Hole-Peg-Test zeigt für die Teilnehmer der anderen Gruppe keinen derart positiven Trend, beim Box and Block Test hat allenfalls Frau M. vergleichbare Prä-Post-Unterschiede erreicht.

Bei den Teilnehmern der Gruppe, die in der Beschreibung des Lernerfolges nur langsame Fortschritte aufweisen, wurde in der Ausgestaltung des Instrumentalunterrichtes die häufige und systematische Wiederholung der Bewegungsabläufe in den Vordergrund gestellt, die für das Anzupfen der Saiten an den richtigen Stellen der Musizierschablone notwendig sind. Dieses intensive motorische Training kann der Grund für unsere geschilderten Ergebnisse sein. Bei den Teilnehmern der anderen Gruppe war dies nicht notwendig, weil sie die Bewegungsabläufe schneller bewältigen konnten. Das Augenmerk lag bei diesen Teilnehmern eher in der Vermittlung des rhythmisch richtigen Spiels und im Erarbeiten auch komplexerer Notentexte mit z.T. beidhändigem Spiel.

Die Beschreibung für den erreichten Lernerfolg bei Frau E. zeigt eine Regressionsgerade mit nur geringer Steigung, Frau E. beginnt aber bereits in der ersten Unterrichtsstunde auf hohem Niveau. Sie konnte scheinbar ohne besondere Schwierigkeiten das ihr vorgelegte Musikstück spielen. Frau E. war auch nach kurzer Zeit in der Lage, zweistimmig beidhändig zu spielen. Diese Komplexität bildet der für die Messung des Lernerfolgs eingesetzte Parameter nicht ab. Das erzielte Ergebnis deutet auf eine Unterforderung in den weiteren Unterrichtsstunden hin. Die Auswahl der Musikstücke erfolgte nach den Wünschen der Teilnehmer. Frau E. hatte in der Projektlaufzeit weniger Unterricht, sie hat zudem auch mit anderen Teilnehmern zusammen gespielt.

Personen, die früher Instrumente gespielt haben, für die beide Hände gleichwertig notwendig sind, haben weniger Schwierigkeiten, beidhändig zu spielen.

In einer Untersuchung zur Musiktherapie auf einer gerontopsychiatrischen Station hat Drews (2003) Beurteilungsbögen, die von externen Beobachtern der musiktherapeutischen Behandlungseinheiten ausgefüllt wurden, zur Messung von therapeutischen Effekten eingesetzt. Unter den Teilnehmern ihrer Studie befanden sich auch Personen mit vaskulärer Demenz, bei denen sich allerdings keine Effekte beschreiben ließen. Die Teilnehmer erhielten durchschnittlich 32 Therapieeinheiten zweimal wöchentlich. Es wäre zu diskutieren, ob das gewählte Instrumentarium für das Assessment geeignet war. Zumindest für Personen mit dementiellen Syndromen können wir mit unseren Testverfahren positive Trends der musikgeragogischen Arbeit demonstrieren. Diese Testverfahren arbeiten mit objektivierbaren Parametern und sind zudem durch zahlreiche Untersuchungen validiert. Beobachtungsbögen, die wie von Drews für ein Studiendesign konzipiert wurden, können durch die Unschärfe der zu beobachtenden Verhaltensäußerungen hier gegebenenfalls auch zu „falsch" negativen Aussagen führen.

Um Missverständnissen vorzubeugen: Die in diesem Projekt vorgestellten musikgeragogischen Aktivitäten haben keinesfalls das Ziel einer therapeutischen Einflussnahme auf irgendein Krankheitsbild der Teilnehmer. Dies wäre auch wenig zielführend, wenn man bedenkt, dass bei der hier angesprochenen Teilnehmergruppe zumeist eine Multimorbidität vorliegt, der therapeutisch mit konventionellen medizinischen Therapiestrategien bereits begegnet wird. Die Beschäftigung mit Musik durch aktive Ausübung an einem Instrument kann da nur flankierend gesehen werden. Dennoch vermögen wir zu zeigen, dass sich Verbesserungen objektivieren lassen.

Diese Verbesserungen sind dem allgemein mit Begriffen der Sozial- und Persönlichkeitsforschung beschriebenen Gewinn an Selbstwertgefühl und Selbstbestimmung der Teilnehmer hinzuzuzählen (Wickel 2008). Sie unterstützen die allgemeine Beobachtung von Freude und Motivation, die sich selbst gestellten Aufgaben mit Unterstützung durch den Musikgeragogen bewältigt zu haben.

Auch das Marte Meo-Konzept von Maria Aarts zielt darauf ab, Menschen zu ermutigen, sich aus eigener Kraft weiter zu entwickeln. Nach Aarts und Hüther (2008) sind die Weiterentwicklung und das Lernen besonders gut möglich in einer positiven Atmosphäre und mit Erfolgserlebnissen. Dies konnten wir auch anhand unserer Auswertungen bei den Teilnehmern unseres musikgeragogischen Projektes mit Hilfe des videogestützten Unterrichts bestätigen.

Die Neurowissenschaften haben viele Zusammenhänge zwischen aktivem Musizieren und kognitiven und motorischen Leistungen untersucht, die zum Teil bereits zu unserem Erfahrungsschatz gehören. Jäncke (2009) konnte zeigen, dass die motorischen Leistungen gemessen durch Fingertapping bei Musikern höher sind als bei Nichtmusikern. Eine derartige manuelle Überlegenheit von Musikern würde man vermuten können. Erstaunlich ist die Fähigkeit, die jeweilige Dominanz einer Hand durch Training zu überwinden, wie es für das Klavierspiel notwendig ist. Die Plastizität des menschlichen Gehirns erlaubt das Lernen und Speichern von motorischen Programmen im Zusammenhang mit den visuell erfassten Noten, die ungeheuer schnell abgerufen und in Bewegungen der Hände und Finger umgesetzt werden können.

In unserem Zusammenhang bestätigen zahlreiche Untersuchungen einen präventiven Effekt von aktivem Musizieren auf das Auftreten von Demenzen im fortgeschrittenen Alter (Jäncke 2009). Jäncke fasst diese Untersuchungen zusammen und beschreibt den Effekt als Steigerung der „kognitiven Reserve“ im Alter durch die intensive Ausübung von Musizieren, Tanzen und Brettspielen. „Hiermit ist gemeint, dass Personen, die über ein hohes Ausmaß an ‚kognitiver Reserve‘ verfügen, im Alter davon profitieren, indem Einschränkungen der kognitiven Leistungsfähigkeit anfänglich gut kompensiert werden können und auch nicht wirklich auffallen.“ (Jäncke 2009, S. 399f.)

Jäncke wie auch Altenmüller (2008) referieren ausführlich die bislang einzige Langzeitstudie zum Einfluss von Musizieren, Tanzen oder Schachspielen auf die Entwicklung einer Demenz im Alter (Verghese 2003). Zwischen 1980 und 2001 lief diese Untersuchung mit 488 Personen, die zu Beginn keine dementiellen und auch keine anderen schwerwiegenden Erkrankungen aufwiesen und im Durchschnitt 75

Jahre alt waren. Im Laufe der Studie, die 21 Jahre andauerte, entwickelten 124 Personen eine Demenz. Allerdings entwickelten Personen, die sehr häufig anspruchsvolle Brettspiele spielten, Tanzsport betrieben oder ein Musikinstrument spielten, seltener Demenzen und verfügten über eine höhere kognitive Leistungsfähigkeit.

Ob bei bereits bestehenden dementiellen Syndromen aktives Musizieren einen positiven Effekt auf die hierdurch bedingten Symptome hat, haben die von Jäncke (2009) angeführten Studien nicht untersucht. Die günstigen Auswirkungen auf das Demenz-Risiko, die er beschreibt, legen dies jedoch nahe. Ebenfalls erwähnenswert sind auch positive Effekte einer bestimmten Musiktherapie auf Menschen mit Sprachstörungen, v.a. mit Broca-Aphasie (Jäncke 2009).

Musikbeschäftigung hat einen sichtbaren positiven Effekt auf Menschen mit dementiellen Syndromen, ohne insbesondere Methoden einer Musiktherapie anzuwenden. Angesichts der Tatsache, dass demente Senioren in vielen Pflegeeinrichtungen „zur Anpassung des sozialen Verhaltens“ mit Psychopharmaka behandelt werden, ist die Frage berechtigt, ob die hier oftmals sowieso ohne tatsächliches Ergebnis therapierten Defizite durch eine regelmäßige aktive Beschäftigung mit Musik auch „behandelbar“ sein können (Gatterer 2008) – mithin, ob eine Einsparung von Psychopharmaka zum persönlichen und gesundheitlichen Vorteil der dementen Personen möglich ist. Unsere Ergebnisse weisen in diese Richtung. Sie sind als Trend zu verstehen, denn eine belastbare Studie müsste mit einer höheren Anzahl von Teilnehmern durchgeführt werden. Diese Bedingungen konnte und wollte dieses Projekt nicht erfüllen.

Trotzdem bleibt der positive Eindruck, den die hier im Rahmen von Einzelunterricht für Personen mit dementiellen Syndromen wie z.B. verschiedenen Formen der vaskulären Demenz an der Veeh-Harfe im Sinne einer musikgeragogischen Arbeit vorgestellten Ergebnisse zeigen. Dieser Personenkreis erfährt einen nachweisbaren Benefit aus der Beschäftigung mit diesem Instrument, vor allem hinsichtlich der Verbesserung motorischer Kompetenzen, aber auch hinsichtlich kognitiver Leistungen. Wir konnten mit den hier vorgetragenen Untersuchungen unsere beiden Arbeitshypothesen bestätigen:

1. Personen mit Defiziten aufgrund dementieller Syndrome sind in der Lage, das Spielen der Veeh-Harfe unter musikgeragogischer Anleitung zu erlernen.

2. Musikgeragogische Arbeit mit Personen mit dementiellen Syndromen führt zu einem messbaren Benefit hinsichtlich grob- und feinmotorischer Leistungen der Arme und Hände, die sich auch bei der Bewältigung von Alltagsaufgaben mit Gewinn einsetzen lassen.

5 Zusammenfassung

Das Ziel der musikgeragogischen Arbeit liegt in der Verbesserung der Lebensqualität von älteren Menschen durch musikalische Angebote, wobei ein wesentlicher Aspekt in der Befähigung zur eigenen Musikausübung in den durch den gegebenen Allgemeinzustand gezogenen Grenzen liegen sollte. Musik ist besonders geeignet, Hinweise zur Biographie von älteren Menschen sowie Erinnerungen an musikalische Erfahrungen zu erhalten.

Das Projekt möchte einen Weg aufzeigen, das Erlernen eines Instrumentes zu ermöglichen und gemeinsames Musizieren als Selbsterfahrung zu erreichen. Als Instrument wird die Veeh-Harfe eingesetzt. Einzelunterrichtsstunden im Projekt umfassen die „Lernphase" zur Einübung der Handhabung des Instrumentes, das durch Mitspielen der Musikgeragogin auf einem weiteren Instrument eingeübte Rhythmusempfinden und schließlich das gemeinsame Musizieren im Ensemble. Der Unterrichtsverlauf wird protokolliert, und durch eine Reflexion der beobachteten Vorgänge beim Spielen des Instrumentes wird eine ausgewogene Methodik erreicht, die den jeweiligen Voraussetzungen der Personen gerecht wird. Zusätzlich wird eine Unterrichtsmitschau durch Videoclips realisiert.

Personen mit dementiellen Syndromen, z.B. verschiedenen Formen der vaskulären Demenz – u.a. Multiinfarkt-Syndrom und SAE (subkortikale arteriosklerotische Enzephalopathie) –, wurden in Einzelstunden mit der Veeh-Harfe unterrichtet.

Für das Assessment motorischer Kompetenzen und krankheitsbedingter Defizite wurden verschiedene Testverfahren eingesetzt:

- Barthel-Index (Beurteilung und Beschreibung der Alltagskompetenzen)
- Dem-Tect als einfaches und rasch durchführbares Demenz-Screening-Verfahren
- Zur Einschätzung der grob- und feinmotorischen Leistungen wurden der Box and Block Test und der Nine-Hole-Peg-Test durchgeführt.
- Der Aachener Aphasie Test erlaubt die Abgrenzung einer Aphasie bei vorhandenen sprachlichen Kommunikationsdefiziten.

Die in dieser musikgeragogischen Arbeit vorgestellten Ergebnisse zeigen im Sinne einer Trendbeschreibung auf, dass Personen mit dementiellen Syndromen einen nachweisbaren Benefit durch das Erlernen der Veeh-Harfe erfahren, vor allem hinsichtlich der Verbesserung motorischer (grob- und feinmotorischer) Kompetenzen, aber auch hinsichtlich kognitiver Leistungen. Der Token Test zeigte im Prä-Post-Vergleich ein signifikantes Ergebnis für die Verbesserung des Schweregrades der Aphasie bei zwei Teilnehmern.

Kommunikationsdefizite stellen bei Anwendung der hier vorgestellten Testverfahren keine Einschränkung für das Assessment von Unterrichtserfolgen dar.

6 Abstract

Active music making using the Veeh-Harp as musicgeragogical concept for persons with dementia – access to cultural participation vs increasing isolation of elderly people
by Sibylle Hoedt-Schmidt

The work of a music geragogue is aimed to improve the quality of life of elderly persons by addressing them with musical advice, however, a main and driving aspect is active playing of an instrument rather than the reception of music by listening to recordings or by visiting concerts etc. It is limited by the overall competencies still available regarding the person's multi-morbidity, which is likely to be increased with age.

Making music is a way out of isolation as it helps to make social contacts and to handle losses. It is a very good key to biographies of elderly people and opens doors to musical experiences back in life.

This project describes a way towards learning to play an instrument actively and to achieve playing within an ensemble as a means of self-awareness. The instrument used is the so called Veeh-Harp. Musical advice throughout the project covers a basic phase to achieve the technique necessary to handle and play the instrument, a training of rhythmic playing by accompaniment with a second instrument and last not least playing in a group as an ensemble of Veeh-Harps. All sessions have been recorded in protocols. In addition, the sessions have been supervised using video recordings. An analysis of the person's behavior and achievements based on the supervision leads to a personalised and balanced methodology accounting for the different cognitive and motoric capabilities of the given player.

Persons with different forms of vascular dementia – multi-infarct syndrome and SAE (subcortical arteriosclerotic encephalopathy) as well as degenerative dementia – have been trained playing the Veeh-Harp individually.

To assess manual dexterity and cognitive impairment the following tests have been used:

- Barthel-Index (assessment and description of competences of daily activities)
- Dem-Tect as an easy to use screening of dementia
- To determine gross and fine motor coordination the Box and Block Test and the Nine-Hole-Peg-Test were used.
- The Aachen Aphasia Test can be used to discriminate aphasia if deficiencies in oral communication are evident.

The results of the present study show, that persons with different forms of dementia can achieve a clearly demonstrated benefit by learning to play the Veeh-Harp as an instrument for active music making both regarding the improvement of motor coordination (gross and fine) and cognitive capabilities. The Token Test could demonstrate in a prae-post-comparison a significant reduction of the severeness of aphasia.

Communicative deficiencies are no limitations for the validation of approvements during the music teaching sessions if the tests described here are used.

7 Literatur

Aarts und Hüther (2008) – Aarts, M. und Hüther, G.: Fachtag: „Interaktion und Entwicklung“: Marte Meo-Praxis und Neurobiologie; ein Dialog zwischen Maria Aarts und Prof. Dr. Gerald Hüther, Hanau 16-1-2008. Eine Initiative von Rainer Schwing, praxis-institut für systemische beratung in Kooperation mit DGSF. – 2 DVDs. – martemeo.com, 2008 – ISBN 978-90-75455-15-1

Akkordzither (2008) – Internet: http://www.akkordzithernoten.eu/

Altenmüller (2008) – Altenmüller, E: Musizieren als Neurostimulans: mit Musik der Demenz vorbeugen? – Vortrag: Kongress „Training bei Demenz“, Heidelberg, 8. Dezember 2008. – Internet: http://www.nar.uni-heidelberg.de/bilder/videofiles/nar28.asx

Altersdemenz (2005) – Altersdemenz / Autor: Siegfried Weyerer. Hrsg.: Robert-Koch-Institut. – 1. Aufl. – Berlin: Robert-Koch-Inst., 2005. – (Gesundheitsberichterstattung des Bundes ; H. 28).

Amrhein (2004) – Amrhein, F.: Musik und Bewegung. – In: Hartogh, T. und Wickel, H.H. (Hrsg.): Handbuch Musik in der Sozialen Arbeit. – Weinheim, München: Juventa, 2004, S. 231ff.

Bandura (1963) – Bandura, A., Ross, D. & Ross, S.A.: Imitation of film-mediated aggressive models. – In: Journal of Abnormal and Social Psychology 66 (1963) 3–11.

Bandura (1986) – Bandura, A.: Social foundations of thought and action: a social cognitive theory. – Englewood Cliffs, NJ, USA: Prentice Hall, 1986.

Bauer (2007) – Bauer, J.: Warum ich fühle, was du fühlst: intuitive Kommunikation und das Geheimnis der Spiegelneurone. – 7. Aufl. – München: Heyne, 2007.

Binkofski (2000) – Binkofski, F.C.: Läsions- und Aktivierungsstudien zur funktionellen Architektur der parietalen und prämotorischen Rindenfelder. – Habil. Med. Fak. Univ. Düsseldorf 2000.

Binkofski (2006) – Der Nachmacher-Effekt. – In: Gehirn&Geist 10 (2006) 41–43.

Bird (2002) – Bird, T.D.: Alzheimerkrankheit und andere primäre Demenzerkrankungen. – In: Harrisons Innere Medizin. Band 2. – Dt.

Ausg. der 15. Aufl. – Berlin: ABW Wissenschaftsverl., 2002. Kapitel 362.

Bonillo et al. (2001) – Bonillo, R., Borchelt, M. Egge, K., Becker, R. und Steinhagen-Thiessen, E.: Messen sprachlicher Leistung im Geriatrischen Assessment: Erfahrungen mit dem Token Test. – In: European Journal of Geriatrics 3 (2001) 37–40.

Bös (2001) – Bös, K. (Hrsg.): Handbuch Motorische Tests: sportmotorische Tests, motorische Funktionstests, Fragebogen zur körperlich-sportlichen Aktivität und sportpsychologische Diagnoseverfahren. – 2., vollständig überarbeitete und erweiterte Auflage. – Göttingen, Bern, Toronto, Seattle: Hogrefe Verlag für Psychologie, 2001.

Calabrese (2002) – Calabrese, P.: Frühdiagnostik kognitiver Defizite in der hausärztlichen Praxis. – In: Hausarzt Kolleg Neurologie Psychiatrie 1 (2002) 19–22. – (Themenheft Alzheimer Demenz).

Cromwell (1965) – Cromwell, F.S.: Occupational therapist's manual for basic skills assessment: primary prevocational evaluation. – Pasadena 1965.

DemTect (2008) – Internet: http://de.wikipedia.org/wiki/DemTect

DeRenzi und Vignolo (1962) – DeRenzi, E. and Vignolo, L. A.: The Token Test: a sensitive test to detect receptive disturbances in aphasics. – In: Brain 85 (1962) 665–678.

Desrosiers et al. (1994) – Desrosiers, J., Bravo, G., Hebert, R., Dutil, E. and Mercier, L.: Validation of the Box and Block test as a measure of dexterity of elderly people: reliability, validity, and norms studies. In: Archives of Physical Medicine and Rehabilitation 75 (1994) 751–755.

De Weerdt und Harrison (1985) – De Weerdt, W.J.G. & Harrison, M.A.: Measuring recovery of arm-hand-function in stroke patients: a comparison of the Brunnstrom-Fugl-Meyer Test and Action Research Arm Test. – In: Physiotherapy Canada 37 (1985) 65–70.

Drews (2003) – Drews, A.C.: Musiktherapie auf einer gerontopsychiatrischen Station: Beurteilung der Patienten während der Musiktherapie und im Stationsalltag. – Diss. Med. Fak. Univ. Tübingen, 2003.

Eckold (2008) – Eckold, M.: Sprache und Denken: Teil I: Sprache gestört – Denken gestört? Internet: http://www.dysphagie-forum.de/symposium901/pdf/Sprache%20und%20Denken.pdf

Eckold und Helmenstein (2001) – Eckold, M. und Helmenstein, Th.: Der Token Test: ein geeignetes Verfahren zum Screening sprachlicher Leistungen im Geriatrischen Assessment? – In: European Journal of Geriatrics 3 (2001) 90–92.

Gallese et al. (1996) – Gallese, V., Fadiga, L., Fogassi, L., Rizzolatti, G.: Action recognition in the premotor cortex. In: Brain 119 (1996) 593–609.

Gatterer (2008) – Gatterer, Gerald: Demenz aus psychologischer Sicht. – In: Oswald, W.D., Gatterer, G. und Fleischmann, U.M.: Gerontopsychologie: Grundlagen und klinische Aspekte zur Psychologie des Alterns. – Zweite, aktualisierte und erweiterte Auflage. – Wien, New York: Springer, 2008. S. 141ff.

Gedächtnis (2008) – Inhaltsabhängige Gedächtnisformen. – Internet: http://arbeitsblaetter.stangl-taller.at/GEDAECHTNIS/Modelle-Inhalt.shtml

Goodkin et al. (1988) – Goodkin, D. E., Hertsgaard, D. and Seminary, J.: Upper extremity function in Multiple Sclerosis: Improving assessment sensitivity with Box-and-Block and Nine-Hole Peg tests. – In: Archives of Physical Medicine and Rehabilitation 69 (1988) 850–854.

Haberl und Schreiber (2005) – Haberl, R.L. und Schreiber, A.K.: Vaskuläre Demenzen. – In: Wallesch, C.W. und Förstl, H. (Hrsg.): Demenzen. – Stuttgart: Thieme, 2005, S. 221ff.

Hachinski et al. (1975) – Hachinski, V.C., Iliff, L.D., Zihlka, E., Du Boulay, G.H., McAllister, V.L., Marshall, J., Ross Russel, R.W. and Symon, L.: Cerebral blood flow in dementia. – In: Archives of Neurology 32 (1975) 632–637.

Hamburger Einstufungsmanual (2004) – Internet: http://www.bag-geriatrie.de/Dokumente/041109.Barthel.Expose.UeberarbBAG.Web.pdf

Hartogh (1997) – Hartogh, T.: Die Veeh-Harfe im Blickfeld der Behindertenpädagogik. – In: Veeh, Hermann (Hrsg.): Schläft ein Lied in

allen Dingen ...: zehn Jahre Veeh-Harfe; Portrait eines Musikinstrumentes. – Gülchsheim: Selbstverl., 1997, S. 45ff.
Hartogh (1998a) – Hartogh, T.: Gemeinsamkeit macht stark und kreativ: der Integrationsidee verpflichtet; der Instrumentenbauer Hermann Veeh. – In: nmz – neue musikzeitung 47 (1998) 48.
Hartogh (1998b) – Hartogh, T.: Musikalische Förderung geistig behinderter Menschen: Theorie und praktische Beispiele eines ganzheitlich-ökologischen Ansatzes. – Neuwied: Luchterhand, 1998.
Hartogh (2008) – Hartogh, T.: Musizieren und Musikhören im Alter: ein Aufgabenfeld der Musikpädagogik. – In: Gembris, H. (Hrsg.): Musik im Alter: soziokulturelle Rahmenbedingungen und individuelle Möglichkeiten. – Frankfurt am Main usw.: Lang, 2008, S. 151ff.
Hartogh und Wickel (2004) – Hartogh, T. und Wickel, H.H.: Instrumentarium. – In: Hartogh, T. und Wickel, H.H. (Hrsg.): Handbuch Musik in der Sozialen Arbeit. – Weinheim, München: Juventa, 2004, S. 113ff.
Hartogh und Wickel (2008) – Hartogh, T. und Wickel, H.H.: Musizieren im Alter: Arbeitsfelder und Methoden. – Mainz usw.: Schott, 2008.
Heller et al. (1987) – Heller, A., Wade, D.T., Wood, V.A., Sunderland, A., Hewer, R.L. and Ward, E.: Arm function after stroke: measurement and recovery over the first three months. – In: Journal of Neurology, Neurosurgery, and Psychiatry 50 (1987) 714–719.
Huber et al. (1982) – Huber, W., Poeck, K. und Weniger, D.: Aphasie. – In: Poeck, K. (Hrsg.): Klinische Neuropsychologie. – Stuttgart: Thieme, 1982.
Huber et al. (1983) – Huber, W., Poeck, K., Weniger, D. und Willmes, K.: Aachener Aphasie Test (AAT). – Göttingen, Toronto, Zürich: Verlag für Psychologie, 1983.
Huber et al. (1983) Handanweisung – Huber, W., Poeck, K., Weniger, D. und Willmes, K.: Aachener Aphasie Test (AAT): Handanweisung. – Göttingen, Toronto, Zürich: Verlag für Psychologie, 1983.
Iacoboni et al. (2005) – Iacoboni, M., Molnar-Szakacs, I., Gallese, V., Buccino, G., Mazziotta, J.C. and Rizzolatti, G.: Grasping the inten-

tions of others with one's own mirror neuron system. – In: Public Library of Science Biology 3 (2005) 529–535.

ICD-10-GM (Version 2009) – Systematisches Verzeichnis – Internationale statistische Klassifikation der Krankheiten und verwandter Gesundheitsprobleme. 10. Revision. – German Modification – Herausgegeben vom Deutschen Institut für Medizinische Dokumentation und Information, DIMDI, im Auftrag des Bundesministeriums für Gesundheit unter Beteiligung der Arbeitsgruppe ICD-10 des Kuratoriums für Fragen der Klassifikation im Gesundheitswesen (KKG). Stand 24. September 2008. – Internet: http://www.dimdi.de/dynamic/de/klassi/downloadcenter/icd-10-gm/version-2009/systematik/x1gbp2009.zip

Ivemeyer und Zerfaß (2006) – Ivemeyer, D. und Zerfaß, R.: Demenztests in der Praxis: ein Wegweiser. – 2., aktualisierte und erweiterte Auflage. – München, Jena: Urban & Fischer, 2006.

Jäncke (2009) – Jäncke, L.: Macht Musik schlau? Neue Erkenntnisse aus den Neurowissenschaften und der kognitiven Psychologie; mit einem Vorwort von Prof. Dr. med. Eckart Altenmüller. – 1. Nachdruck – Bern: Verl. Hans Huber, 2009.

Kessler et al. (2000) – Kessler, J., Calabrese, P., Kalbe, E. und Berger, F.: DemTect: ein neues Screening-Verfahren zur Unterstützung der Demenzdiagnostik. – In: Psycho 6 (2000) 343–347.

Kruse (2004) – Kruse, A.: Gemeinsam für ein besseres Leben mit Demenz in Wissenschaft und Gesellschaft. – Vortrag: Gemeinsam für ein besseres Leben mit Demenz. – Berlin, Robert Bosch Stiftung 19./20.03.2004. – Internet: http://www.bosch-stiftung.de/content/language1/downloads/Vortrag_Kruse_neu.pdf

Learninglab (2005) – Internet: http://arbeitsblaetter.stangl-taller.at/LERNEN/Modelllernen.shtml

Mahoney und Barthel (1965) – Mahoney, F.I., Barthel, D.: Functional evaluation: the Barthel Index. – In: Maryland State Medical Journal 14 (1965) 56–61.

Mathiowetz et al. (1985a) – Mathiowetz, V., Weber, K., Kashman, N. and Volland, G.: Adult norms for Nine Hole Peg test of finger dexterity. – In: Occupational Therapy Journal of Research 5 (1985) 25–38.

Mathiowetz et al. (1985b) – Mathiowetz, V., Volland, G., Kashman, N., Weber, K. (1985): Adult norms for the Box and Block-test of manual dexterity. – In: American Journal of Occupational Therapy 39 (1985) 386–391.

Modelllernen (2008) – Lernen am Modell. – Internet: http://arbeitsblaetter.stangl-taller.at/LERNEN/Modelllernen.shtml

Orgass (1976) – Orgass, B.: Eine Revision des Token Tests: Teil I und II. – In: Diagnostica 22 (1976) 141–156.

Pinkowski (2002) – Pinkowski, C.: Armfunktionstests auf Disabilityebene (Fähigkeitsstörungen). – In: Minkwitz, K. und Platz, T. (Hrsg.), Armmotorik nach Schlaganfall. – Idstein: Schulz-Kirchner Verlag, 2002. (Neue Reihe Ergotherapie, Reihe 10: Fachbereich Neurologie, Band 7).

Rizzolatti et al. (1996) – Rizzolatti, G., Fadiga, L., Gallese, V. and Fogassi, L.: Premotor cortex and the recognition of motor actions. – In: Cognitive Brain Research 3 (1996) 131–141.

Rosen et al. (1980) – Rosen, W.G., Terry, R.D., Fuld, P.A., Katzman, R. and Peck, A.: Pathological verification of ischemic score in differentiation of dementias. – In: Annals of Neurology 7 (1980) 486–488.

Schneider (2007) – Schneider, S.: Objektivierung eines musikunterstützten Trainings motorischer Funktionen nach Schlaganfall. – Diss. Nat. Fak. Univ. Magdeburg 2007.

Schneider et al. (2007) – Schneider S., Schönle P.W., Altenmüller E. und Münte T.F.: Using musical instruments to improve motor skill recovery following a stroke. – In: Journal of Neurology 254;10 (2007) 1339–1346. DOI 10.1007/s00415-006-0523-2.

Spahn (2008) – Spahn, C.: Instrumentales Musizieren im Alter. – In: Gembris, H. (Hrsg.): Musik im Alter: soziokulturelle Rahmenbedingungen und individuelle Möglichkeiten. – Frankfurt a.M. usw.: Lang, 2008. S. 139ff.

Spiegelneuronen (2004) – Nerven unter gespiegeltem Feuer bei Schlaganfällen: Spiegelneuronen ahmen Bewegungen und Emotionen nach – und sollen so helfen. – Internet: http://www.3sat.de/nano/cstuecke/74165/index.html

Spiegeltherapie (2008) – Spiegeltherapie soll Schlaganfallpatienten helfen: Mitglieder des Kompetenznetzes Schlaganfall erforschen neue Möglichkeiten der Rehabilitation nach Schlaganfall. – In: Informationsdienst Wissenschaft 13.03.2008. – Internet: http://idw-online.de/pages/de/news?print=1&id=251006

Spychiger (2006) – Spychiger, M.: Musik im Lebenslauf. – In: Üben & Musizieren: Zeitschrift für Instrumentalpädagogik und musikalisches Lernen 23 (2006) 44–45.

Theunert (1996) – Theunert, H.: Gewalt in den Medien – Gewalt in der Realität. – Opladen: KoPäd Verlag, 1996.

Timmann-Braun und Maschke (2003) – Timmann-Braun, D. und Maschke, M.: Das Kleinhirn ganz groß: über den wichtigsten Zuarbeiter des Großhirns. – In: Essener Unikate 22 (2003) 18–29.

Tischharfe (2008) – Internet: http://didactus-kempten.de, http://www.instrumentenbauer.net

Veeh (1997) – Veeh, H. (Hrsg.): Schläft ein Lied in allen Dingen ...: zehn Jahre Veeh-Harfe; Portrait eines Musikinstrumentes. – Gülchsheim: Selbstverl., 1997.

Veeh (2008) – Veeh-Harfe. – Internet: http://veeh-harfe.de

Verghese (2003) – Verghese, J., Lipton, R.B., Katz, M.J., Hall, C.B., Derby, C.A., Kuslansky, G., Ambrose, A.F., Sliwinski, M. and Buschke, H.: Leisure activities and the risk of dementia in the elderly. – In: New England Journal of Medicine 348;25 (2003) 2508–2516.

Wickel (2008) – Wickel, H.H.: Und wo bleibt die Seele? Plädoyer für eine Ausbildung zur Musik in der Altenarbeit – auch als Hochschuldisziplin. – In: Gembris, H. (Hrsg.): Musik im Alter: soziokulturelle Rahmenbedingungen und individuelle Möglichkeiten. – Frankfurt a.M. usw.: Lang, 2008. S. 163ff.

Wucher (1999) – Wucher, D. (Hrsg.): Musik selber machen: eine Chance für Jüngere und Ältere an Musikschulen; Musikalische Erwachsenenbildung an Musikschulen, Versuche, Initiativen und Ergebnisse. – Regensburg: ConBrio Verlagsgesellschaft, 1999.

Zauberharfe (2008) – Die Zauberharfe und Tabalugas Zauberharfe. – Internet: http://www.zauberharfe.de/, http://www.capella-antiqua.de/harfe.html

8 Anhang

8.1 Definition der Demenzen nach ICD-10

Quelle: ICD-10-GM (Version 2009) Systematisches Verzeichnis Kapitel V Psychische und Verhaltensstörungen (F00–F99) Organische, einschließlich symptomatischer psychischer Störungen (F00–F09)

Dieser Abschnitt umfasst eine Reihe psychischer Krankheiten mit nachweisbarer Ätiologie in einer zerebralen Krankheit, einer Hirnverletzung oder einer anderen Schädigung, die zu einer Hirnfunktionsstörung führt. Die Funktionsstörung kann primär sein, wie bei Krankheiten, Verletzungen oder Störungen, die das Gehirn direkt oder in besonderem Maße betreffen; oder sekundär wie bei systemischen Krankheiten oder Störungen, die das Gehirn als eines von vielen anderen Organen oder Körpersystemen betreffen.

Demenz (F00–F03) ist ein Syndrom als Folge einer meist chronischen oder fortschreitenden Krankheit des Gehirns mit Störung vieler höherer kortikaler Funktionen, einschließlich Gedächtnis, Denken, Orientierung, Auffassung, Rechnen, Lernfähigkeit, Sprache und Urteilsvermögen. Das Bewusstsein ist nicht getrübt. Die kognitiven Beeinträchtigungen werden gewöhnlich von Veränderungen der emotionalen Kontrolle, des Sozialverhaltens oder der Motivation begleitet, gelegentlich treten diese auch eher auf. Dieses Syndrom kommt bei Alzheimer-Krankheit, bei zerebrovaskulären Störungen und bei anderen Zustandsbildern vor, die primär oder sekundär das Gehirn betreffen.

Soll eine zugrunde liegende Krankheit angegeben werden, ist eine zusätzliche Schlüsselnummer zu benutzen.

F00.–* Demenz bei Alzheimer-Krankheit (G30.-+)

Die Alzheimer-Krankheit ist eine primär degenerative zerebrale Krankheit mit unbekannter Ätiologie und charakteristischen neuropathologischen und neurochemischen Merkmalen. Sie beginnt meist schleichend und entwickelt sich langsam aber stetig über einen Zeitraum von mehreren Jahren.

F00.0* Demenz bei Alzheimer-Krankheit, mit frühem Beginn (Typ 2) (G30.0+)

Demenz bei Alzheimer-Krankheit mit Beginn vor dem 65. Lebensjahr. Der Verlauf weist eine vergleichsweise rasche Verschlechterung auf, es bestehen deutliche und vielfältige Störungen der höheren kortikalen Funktionen.

Alzheimer-Krankheit, Typ 2
Präsenile Demenz vom Alzheimer-Typ
Primär degenerative Demenz vom Alzheimer-Typ, präseniler Beginn

F00.1* Demenz bei Alzheimer-Krankheit, mit spätem Beginn (Typ 1) (G30.1+)

Demenz bei Alzheimer-Krankheit mit Beginn ab dem 65. Lebensjahr, meist in den späten 70er Jahren oder danach, mit langsamer Progredienz und mit Gedächtnisstörungen als Hauptmerkmal.

Alzheimer-Krankheit, Typ 1
Primär degenerative Demenz vom Alzheimer-Typ, seniler Beginn
Senile Demenz vom Alzheimer-Typ (SDAT)

F00.2* Demenz bei Alzheimer-Krankheit, atypische oder gemischte Form (G30.8+)

Atypische Demenz vom Alzheimer-Typ

F00.9* Demenz bei Alzheimer-Krankheit, nicht näher bezeichnet (G30.9+)

F01.– Vaskuläre Demenz

Die vaskuläre Demenz ist das Ergebnis einer Infarzierung des Gehirns als Folge einer vaskulären Krankheit, einschließlich der zerebrovaskulären Hypertonie. Die Infarkte sind meist klein, kumulieren aber in ihrer Wirkung. Der Beginn liegt gewöhnlich im späteren Lebensalter.

Inkl.: Arteriosklerotische Demenz

F01.0 Vaskuläre Demenz mit akutem Beginn

Diese entwickelt sich meist sehr schnell nach einer Reihe von Schlaganfällen als Folge von zerebrovaskulärer Thrombose, Embolie oder Blutung. In seltenen Fällen kann eine einzige massive Infarzierung die Ursache sein.

F01.1 Multiinfarkt-Demenz

Sie beginnt allmählich, nach mehreren vorübergehenden ischämischen Episoden (TIA), die eine Anhäufung von Infarkten im Hirngewebe verursachen.

Vorwiegend kortikale Demenz

F01.2 Subkortikale vaskuläre Demenz

Hierzu zählen Fälle mit Hypertonie in der Anamnese und ischämischen Herden im Marklager der Hemisphären. Im Gegensatz zur Demenz bei Alzheimer-Krankheit, an die das klinische Bild erinnert, ist die Hirnrinde gewöhnlich intakt.

F01.3 Gemischte kortikale und subkortikale vaskuläre Demenz

F01.8 Sonstige vaskuläre Demenz

F01.9 Vaskuläre Demenz, nicht näher bezeichnet

F02.–* Demenz bei anderenorts klassifizierten Krankheiten

Formen der Demenz, bei denen eine andere Ursache als die Alzheimer-Krankheit oder eine zerebrovaskuläre Krankheit vorliegt oder vermutet wird. Sie kann in jedem Lebensalter auftreten, selten jedoch im höheren Alter.

F02.0* Demenz bei Pick-Krankheit (G31.0+)

Eine progrediente Demenz mit Beginn im mittleren Lebensalter, charakterisiert durch frühe, langsam fortschreitende Persönlichkeitsänderung und Verlust sozialer Fähigkeiten. Die Krankheit ist gefolgt von Beeinträchtigungen von Intellekt, Gedächtnis und Sprachfunktionen mit Apathie, Euphorie und gelegentlich auch extrapyramidalen Phänomenen.

F02.1* Demenz bei Creutzfeldt-Jakob-Krankheit (A81.0+)

Eine progrediente Demenz mit vielfältigen neurologischen Symptomen als Folge spezifischer neuropathologischer Veränderungen, die vermutlich durch ein übertragbares Agens verursacht werden. Beginn gewöhnlich im mittleren oder höheren Lebensalter, Auftreten jedoch in jedem Erwachsenenalter möglich. Der Verlauf ist subakut und führt innerhalb von ein bis zwei Jahren zum Tode.

F02.2* Demenz bei Chorea Huntington (G10+)

Eine Demenz, die im Rahmen einer ausgeprägten Hirndegeneration auftritt. Die Störung ist autosomal dominant erblich. Die Symptomatik beginnt typischerweise im dritten und vierten Lebensjahrzehnt. Bei langsamer Progredienz führt die Krankheit meist innerhalb von 10 bis 15 Jahren zum Tode.

Demenz bei Huntington-Krankheit

F02.3* Demenz bei primärem Parkinson-Syndrom (G20.-+)

Eine Demenz, die sich im Verlauf einer Parkinson-Krankheit entwickelt. Bisher konnten allerdings noch keine charakteristischen klinischen Merkmale beschrieben werden.

Demenz bei:
- Paralysis agitans
- Parkinsonismus oder Parkinson-Krankheit

F02.4* Demenz bei HIV-Krankheit [Humane Immundefizienz-Viruskrankheit] (B22+)

Eine Demenz, die sich im Verlauf einer HIV-Krankheit entwickelt, ohne gleichzeitige andere Krankheit oder Störung, die das klinische Bild erklären könnte.

F02.8* Demenz bei anderenorts klassifizierten Krankheitsbildern

Demenz bei:
•Epilepsie (G40.-+)
•hepatolentikulärer Degeneration [M. Wilson] (E83.0+)
•Hyperkalziämie (E83.5-+)
•Hypothyreose, erworben (E01.-+, E03.-+)
•Intoxikationen (T36-T65+)
•Multipler Sklerose (G35.-+)
•Neurosyphilis (A52.1+)
•Niazin-Mangel [Pellagra] (E52+)
•Panarteriitis nodosa (M30.0+)
•systemischem Lupus erythematodes (M32.-+)
•Trypanosomiasis (B56.-+, B57.-+)
•Vitamin-B12-Mangel (E53.8+)
•zerebraler Lipidstoffwechselstörung (E75.-+)

F03 Nicht näher bezeichnete Demenz

Inkl.: Präsenil:

•Demenz o.n.A.
•Psychose o.n.A.
Primäre degenerative Demenz o.n.A.
Senil:
•Demenz:
•depressiver oder paranoider Typus
•o.n.A.
•Psychose o.n.A.

Exkl.: Senile Demenz mit Delir oder akutem Verwirrtheitszustand (F05.1)
Senilität o.n.A. (R54)

8.2 Stundenprotokolle

8.2.1 Stundenprotokolle Frau A.

1) SONNTAG, 19. APRIL 2009, 16.00–16.45

Frau A. macht einen verständigen Eindruck. Sie möchte gerne Veeh-Harfe spielen, hat aber früher nie ein Instrument spielen können. Sie hat sehr gerne gesungen, aber lieber allein, nicht im Chor. Bei den Liedern hat sie keine Präferenz. Sie mag Volkslieder, Schlager, Operettenmelodien, Filmmusik. Sie mag keine klassische Musik, auch keine Opern. Sie berichtet begeistert davon, dass ihr Bruder schon mit 12 Jahren Akkordeon spielen konnte. Sie hat dann gerne zugehört. Leider lebt ihr Bruder heute nicht mehr. Sie hatte keine Möglichkeit, selbst ein Instrument zu erlernen, sie musste im Haushalt helfen. Frau A. spricht in kurzen, knappen Sätzen.

NOTENMATERIAL:

- Eurovisionsmelodie (Marc-Antoine Charpentier: Präludium des Te Deum)
- Echospiel (Da capo Blatt 26)
- Im Märzen der Bauer

Frau A. wollte die Veeh-Harfe nicht auf dem Schoß halten, sondern lieber die Harfe mit dem Aufstellfuß auf den Tisch stellen. Sie spielte die ersten 4 Töne vom „Echospiel“, hat sich aber in der Reihenfolge der Töne vertan. Das Zupfen einer Saite gelang ihr gut. Sie hat zuerst versucht, mit dem Mittelfinger zu zupfen, erst später hat sie mit dem Zeigefinger gespielt. Ich musste die Handhaltung etwas korrigieren! Der Arm muss nach außen gedreht werden, dann klappt es mit dem Zeigefinger recht gut. Nach dreimaligem Spielen war sie müde. Sie wollte gerne ein Lied spielen, das sie kennt. Das Lied „Im Märzen der Bauer“ ist ihr bekannt. Nach dem Spielen einiger Töne dieses Liedes wollte sie aufhören. Sie sagte: „Es ist jetzt genug.“ Wir haben uns darauf verständigt, dass wir es langsam angehen lassen und den Veeh-Harfen-Unterricht in der nächsten Stunde fortsetzen. Sie möchte einfach die Ruhe im Raum genießen.

Frau A. hat auch etwas improvisiert. Beim Unterricht habe ich teilweise mit meinem Finger auf die zu spielenden Noten gezeigt.

Frau A. hat berichtet, dass sie vier Kinder hat und viele Enkelkinder. Ihre Tochter macht alles für sie, sie sei 49 Jahre alt. Ich hatte den Eindruck, dass sie gerne zuhause bei ihrer Tochter leben würde, aber einsieht, dass das nicht möglich ist.

REFLEXION:

- Aufstellfuß benutzen!
- Nicht überfordern!
- Noch einmal das Lied „Im Märzen der Bauer" anbieten, schrittweise vorgehen, evtl. auf Punkte zeigen für die richtige Abfolge der Töne.
- Handstellung noch einmal erklären.

2) SONNTAG, 26. APRIL 2009, 14.30–15.15

Frau A. freute sich auf die Unterrichtsstunde.

ANFANGSRITUAL: Ich habe ihr „Ach, ich hab' sie ja nur auf die Schulter geküsst" (Bettelstudent) vorgespielt. Frau A. hat den Titel der Operettenmelodie sofort nennen können! Sie hat das Stück erkannt. Frau A. hat sich sehr gefreut, dass ich Operettenmelodien für die Veeh-Harfe gesetzt habe.

EINSTIEGSPHASE: „Im Märzen der Bauer". Das Lied ist Frau A. heute zu schwer. Sie möchte mit einem leichteren (einfacheren) Stück anfangen. Ich habe dazu Begleittöne (Pentatonik (Da capo Blatt 20/21)) ausgewählt. Dieses Stück konnte Frau A. ohne Probleme spielen. Heute hat sie auch die Abfolge der Töne gut verstanden. Dann wollte sie, dass wir zweistimmig zusammen spielen. Ich habe die Begleitung von „Da capo Blatt 21" gespielt. Unser Ensemblespiel hat wunderbar geklappt. Auch die Wiederholung gelang prima. Im weiteren Verlauf der Musikstunde hat Frau A. ein wenig improvisiert und auch benachbarte Saiten gespielt. Ich vermute, dies ist auch ein Zeichen dafür, dass die Konzentration nachlässt und sie etwas müde wird.

REFLEXION:

- Handhaltung erläutern
- Auf Punkte zeigen
- Aufstellfuß benutzen

3) Donnerstag, 30. April 2009, 16.45
Die Pflegerin sagte, Frau A. wolle heute nicht musizieren.
Ich traf Frau A. im Aufenthaltsraum vor dem Fernseher sitzend an. Sie sagte mir, sie wolle heute nicht Veeh-Harfe spielen, das nächste Mal wieder. Sie wolle gerne die Fernsehserie „Alisa – folge Deinem Herzen“ ansehen. Sie sagte: „Das nächste Mal bin ich wieder dabei.“

4) Donnerstag, 7. Mai 2009, 17.00
Die Pflegerin hatte Frau A. gefragt, ob sie Veeh-Harfe spielen möchte. Frau A. antwortete: „Heute nicht, die Fußpflegerin kommt gleich zu mir.“ Vorher wurde Frau A. von einer Bekannten mit dem Rollstuhl gefahren. Gegen 17.45 Uhr gibt es Abendbrot, so dass keine Zeit mehr für die Musikstunde bleibt.

5) Donnerstag, 14. Mai 2009, 15.00–15.45
Frau A. war unsicher, ob sie selbst Veeh-Harfe spielen möchte, sie wolle aber gerne der von mir gespielten Musik zuhören. Ich habe ihr zunächst einen Ländler, den ich selbst für Veeh-Harfe gesetzt habe, vorgespielt. Sie war davon sehr angetan. Dann habe ich sie gefragt, ob sie nicht doch das Veeh-Harfenspiel ausprobieren wolle. Sie nickte. Ich habe ein einfaches Stück ausgewählt: Pentatonik (Da capo Blatt 20/21). 4–5 Töne konnte Frau A. spielen. Dies gelang ganz gut. Ich habe noch einmal kurz Handhaltung und Zupftechnik erklärt. Anschließend wurde das Lied „Froh zu sein bedarf es wenig“ einstimmig geübt. Dann habe ich ihr die Operettenmelodie „Ach, ich hab' sie ja nur auf die Schulter geküsst“ vorgespielt. Das kannte sie gut. Zum Abschluß habe ich ihr noch einmal den Ländler vorgespielt.

Bei Frau A. muss man sehr langsam vorgehen. Ihre Konzentration lässt sehr schnell nach. Sie hat dann auch genug! Ich bin nicht sicher, wie stark ihre Motivation zum Veeh-Harfenspiel wirklich ist. Auf der anderen Seite betont sie aber, dass sie aus einer musikalischen Familie komme. Ihr Bruder spielte schon mit 12 Jahren Akkordeon. Frau A. spielt die Veeh-Harfe mit Aufstellfuß! Sie möchte das Instrument nicht auf dem Schoß halten.

6) Donnerstag, 21. Mai 2009
Frau A. sei müde, sie liege im Bett, wurde mir von der Pflegerin mitgeteilt. Sie wurde gegen 17.30 Uhr zum Abendessen gebracht. Sie hatte den ganzen Nachmittag geschlafen.

7) Donnerstag, 28. Mai 2009, 17.25–18.05
Frau A. war heute motiviert, mit der Veeh-Harfe zu musizieren. Ich habe zuerst das Stück „Einfaches Echospiel" ausgewählt. Sie konnte das Stück auf Anhieb fehlerfrei von Anfang bis Ende spielen. Auch der Rhythmus war einwandfrei. Sie hat dann mehrere Durchgänge gemacht, damit sich das Spielen der Veeh-Harfe bei ihr festigt. Sie zeigte sich selbst sehr angetan von ihrem eigenen Spiel und freute sich, dass sie so gut mit der Veeh-Harfe zurechtkommt.

Danach habe ich das Lied „Es war eine Mutter, die hatte vier Kinder" ausgewählt. Sie erkannte das Lied sofort, als ich es ihr vorgespielt habe. Auch dieses Lied konnte Frau A. gut spielen. Sogar die Wiederholung bis zum Ende. Nach mehreren Durchgängen haben wir dann zweistimmig gespielt. Ich habe die Begleittöne dazu übernommen. Dies gefiel Frau A. sehr gut. Sie ließ den Klang auf sich wirken. Sie erzählte mir heute, dass ihr Vater Geige gespielt hat, was ihr sehr gut gefallen habe.

Dann stieß Frau E. zu uns und freute sich, dass sie mitspielen durfte. Frau E. spielte mit Frau A. zusammen „Es war eine Mutter, die hatte vier Kinder", ich habe die Begleittöne dazu gespielt, d.h. wir haben zweistimmig zu dritt gespielt.

Als nächstes Stück wurde dann die „Ennstaler Polka" ausgewählt. Frau A. und Frau E. haben das Stück zusammen gespielt. Der Rhythmus schwankte etwas. Frau A. spielt langsamer als Frau E., und ich habe Frau E. gebeten, ihr Spieltempo ein wenig zu reduzieren und an Frau A. anzupassen. Frau E. bemühte sich, Rücksicht zu nehmen, wie zu hören war. Insgesamt hat es recht gut zusammen geklappt. Nach mehreren Durchgängen habe ich dann dazu die Begleittöne gespielt, so dass wir zu dritt gespielt haben. Ich habe Frau E. motiviert, auch die Begleittöne mitzuspielen (also beidhändig). Dies war dann aber im Zusammenspiel mit Frau A. zu komplex. Frau A.s Konzentration ließ nun auch nach. Sie machte aber einen sehr zufriedenen Eindruck. Gegen 18.05 Uhr wurde Frau A. zum Abendessen begleitet.

8) Donnerstag, 4. Juni 2009

Frau A. traf ich gegen 17.30 Uhr im Speisesaal an. Sie sagte mir, dass sie lieber früher Veeh-Harfe spielen wolle. Das sei ihr jetzt zu spät. Sie würde dann Bescheid geben.

9) Donnerstag, 11. Juni 2009, 15.00–15.30

Frau A. freute sich schon sehr auf das Musizieren mit der Veeh-Harfe. Zuerst hat sie „Einfaches Echospiel" gespielt. Das ging prima. Das Stück wurde noch einmal wiederholt. Dann spielte sie „Pentatonik" (Da capo Blatt 20) mit Begleitung (Blatt 20/21) durch die Musikgeragogin. Frau A. hatte keine Schwierigkeiten, die Noten abzuspielen. Als nächstes wurde das Lied „Froh zu sein bedarf es wenig" ausgewählt. Dies konnte sie prima spielen. Der 1. Teil war fehlerfrei, beim 2. Teil hat sie sich einmal in der Reihenfolge vertan. Nach meiner Erklärung hat sie den 2. Teil dann aber richtig gespielt. Dann habe ich die Begleitung dazu gespielt. Auch das Lied „Es war eine Mutter, die hatte vier Kinder" konnte Frau A. auf Anhieb spielen. Bis jetzt hat Frau A. allerdings nur einstimmig gespielt. Mit zwei Händen zu spielen war ihr noch zu früh. Auch der „kleine Tanz" (Da capo Blatt 29) gelang ihr gut.

Das Lied „Bruder Jakob" kennt sie gut, hier hat sie nur den 1. Teil fehlerfrei spielen können. Der 2. Teil ist für sie noch zu schwer, hier kommen unterschiedliche Notenwerte vor. Frau A. hebt ihren Zeigefinger, wie wenn sie selbst darauf hinweisen will, dass ihr ein Stück gut gelungen ist. Frau A. wollte noch im Aufenthaltsraum bleiben, als Frau H. kam. Sie sagte der Pflegerin, dass sie doch hier Kaffee trinken könne, was sie dann auch nach Zustimmung von Frau H. machte. Sie war heute richtig gut gelaunt und sehr glücklich, dass ihr das Veeh-Harfenspiel so gut gelungen ist.

Reflexion:

Bei guter Motivation ist Frau A. in der Lage, das Harfenspiel schnell zu erlernen. Sie darf jedoch nicht überfordert, aber auch nicht unterfordert werden.

10) Donnerstag, 18. Juni 2009, 15.00–17.30, Vorspielnachmittag

An diesem Nachmittag wurde ich von der Heimleitung spontan gebeten, ein gemeinsames Vorspiel mit allen Teilnehmern durchzuführen. Die Beschreibung befindet sich bei den Stundenprotokollen Frau H.

11) Donnerstag, 25. Juni 2009, 16.15–17.45

Notenmaterial:

- Kleiner Tanz (Da capo Blatt 29) einstimmig, mit Begleitung durch Musikgeragogin
- Froh zu sein bedarf es wenig, mit Begleitung durch Frau E.
- Es war eine Mutter, die hatte vier Kinder
- Die Vogelhochzeit

Frau A. war heute sehr motiviert! Sie freute sich sehr auf das Musizieren. Zu Beginn der Musikstunde hat Frau A. den „kleinen Tanz" gespielt. Dies gelang gut. Nach Wiederholung habe ich die Begleitstimme dazu gespielt. Danach haben wir das Lied „Froh zu sein bedarf es wenig" ausgewählt. Frau A. konnte das Lied ohne Probleme spielen, und sie begann, dazu zu singen.

Sie erzählte mir, dass sie gerne als Kind Gitarre gelernt hätte. Gitarre sei ihr Lieblingsinstrument gewesen. Leider hatte sie keine Möglichkeit, es zu erlernen. Ihr Bruder hat sehr gut Akkordeon gespielt. Sie stamme aus einer musikalischen Familie. Ihr Vater spielte Geige. Ich hatte den Eindruck, dass bei Frau A. nun tatsächlich große Begeisterung für das Veeh-Harfenspiel ausgebrochen ist.

Im weiteren Verlauf der Stunde kam Frau E. hinzu. So konnten die beiden zusammen als Duo spielen bzw. mit mir als Trio. Es wurde „Froh zu sein bedarf es wenig" geübt. Frau E. ist sehr schnell, sie kann sich nicht so gut auf das langsamere Tempo von Frau A. einstellen. Sie versucht es zwar, aber es gelingt ihr nicht immer. Außerdem spielen die beiden zusammen „Es war eine Mutter, die hatte vier Kinder" und die „Vogelhochzeit".

Nachdem Frau E. gegangen war, habe ich mich mit Frau A. noch lange unterhalten. Das anfängliche Eis ist gebrochen! Sie hat mir viel erzählt. Frau A. liebt Operettenmelodien sehr, z.B. von Eduard Künneke. Sie mag z.B. „Das Schwarzwaldmädel", Operette von Leon

Jessel, und sie mag sehr gerne die Operette „Der Vetter aus Dingsda" von Eduard Künneke.

Sie wollte dann selbst nicht mehr spielen, da sie müde sei, aber sie freute sich sehr, sich mit mir zu unterhalten. Auf meine Frage, ob sie zum Abendessen gebracht werden wolle, sagte sie: „Das hat noch Zeit." Sie genoss die Unterhaltung bis 18.30 Uhr sichtlich!

8.2.2 Stundenprotokolle Frau E.

1) SONNTAG, 19. APRIL 2009, 14.00–15.00
Frau E. erwartet mich bereits im Aufenthaltsraum. Sie strahlt. Sie freut sich auf das Musizieren mit der Veeh-Harfe.

NOTENMATERIAL:

- Eurovisionsmelodie (Marc-Antoine Charpentier: Präludium des Te Deum)
- Es war eine Mutter, die hatte vier Kinder
- Die Vogelhochzeit

Frau E. berichtet, sie habe früher gerne gesungen, auch im Chor. Früher hat Frau E. Klavier gespielt. Operettenmelodien liebt sie besonders, aber auch Opern und Volksmusik. Auch Wanderlieder sind willkommen, z.B. „Das Wandern ist des Müllers Lust". Sie spricht kurz und knapp, nicht schnell. Als Anfangsritual spiele ich die Eurovisionsmelodie vor. „Die Melodie kommt mir bekannt vor", sagt sie.

Als Einstieg habe ich vorbereitet: „Es war eine Mutter, die hatte vier Kinder" und „Die Vogelhochzeit". Frau E. sagte gleich zu Beginn, dass sie keine Noten lesen könne. Ich habe ihr das Prinzip der Musizierschablonen erklärt und gezeigt, wo und in welcher Abfolge gezupft werden soll.

Frau E. hatte das Zupfen der Saiten und das Spielen nach den Musizierschablonen schnell heraus. Sie spielte das Lied „Es war eine Mutter, die hatte vier Kinder" fehlerfrei in einem Zug. Sie freute sich über den Erfolg und dass wir demnächst zusammen spielen können.

Bei der „Vogelhochzeit" habe ich ihr die unterschiedlichen Notenwerte, die vorkommen, erklärt und den Rhythmus des Stückes. „Der Rhythmus kommt von ganz allein", sagt sie. Wir haben dann zusammen gespielt, zuerst die gleiche Stimme, dann habe ich eine Terzbegleitung dazu gespielt. Sie freute sich sehr und meinte: „Das klingt aber gut!“ Das Zusammenspiel macht ihr sehr viel Spaß. Es sind natürlich noch Defizite vorhanden, die ich ausgleiche.

Beim anschließenden „Geschicklichkeitsspiel“ der Hände zeigte sich, dass Frau E. auch links sehr gute Fertigkeiten hat.

2) Sonntag, 24. April 2009, 14.00

Frau E. wurde von einer Pflegerin geholt. Ich sollte sie mit in den Aufenthaltsraum nehmen. „Nein, ich möchte heute nicht,“ sagt sie. Ich habe die Pflegerin gebeten, Frau E. später noch einmal zu fragen, ob sie teilnehmen möchte. Etwa 14.20 Uhr treffe ich Frau E. auf dem Flur. Ich habe sie gefragt, ob sie nicht doch mit mir musizieren möchte. Sie verneinte dies. Ich hatte den Eindruck, dass Frau E. heute verwirrt war.

3) Donnerstag, 30. April 2009, 16.45–17.45

Notenmaterial:

- Pentatonik (Da capo Blatt 20/21) mit Begleitung
- So ein Tag, so wunderschön wie heute
- Ach, ich hab’ sie ja nur auf die Schulter geküsst
- Es war eine Mutter, die hatte vier Kinder
- Die Vogelhochzeit
- Froh zu sein bedarf es wenig
- Eurovisionsmelodie (Marc-Antoine Charpentier: Präludium des Te Deum)

Frau E. war heute sehr munter und freute sich schon auf das Musizieren mit der Veeh-Harfe. Sie wollte gerne Stücke mit mir zusammen spielen. Sie meinte, ich solle gar kein Stück vorspielen, sie wollte sofort mit dem Spielen beginnen.

Zunächst habe ich ihr das einfache Stück „Pentatonik“ (Da capo Blatt 20/21) mit Begleitung vorgelegt. Dies konnte Frau E. spielend leicht bewältigen. Dann habe ich den Schlager „So ein Tag, so wunderschön wie heute“ ausgewählt. Auch diesen konnte Frau E. spielen. Die Operettenmelodie „Ach, ich hab’ sie ja nur auf die Schulter geküsst“

kannte sie auch. Frau E. ist sehr musikalisch. Bei diesen Stücken habe ich jeweils die zweite Stimme dazu gespielt.

Dann habe ich Frau E. gefragt, ob sie probieren wolle, selbst zweistimmig zu spielen. Ja, das wollte sie natürlich. Das zweistimmige, beidhändige Spiel von „Es war eine Mutter, die hatte vier Kinder" ging auch zum Teil ganz gut, erforderte aber zuviel Konzentration, so dass sie es nur kurz ausprobieren konnte.

Frau E. hatte auch ein Problem damit, dass sie gespielte Saiten manchmal beim Anzupfen des nächsten Tons mit dem Handgelenk abgedämpft hat. Es ärgerte sie, dass sie nicht immer verhindern konnte, die Saite mit ihrem Finger oder der Hand abzudämpfen.

Spieltechnisch hat Frau E. überhaupt keine Probleme. Man merkt, dass sie früher Klavier gespielt hat. Sie sagt zwar, dass sie keine Noten lesen könne, spielt aber mit den Musizierschablonen der Veeh-Harfe z.T. erstaunlich rhythmisch. Ich habe ihr die verschiedenen Notenwerte anhand der unterschiedlichen Größe der Notenpunkte auf der Musizierschablone erklärt. Sie hat dann noch die „Vogelhochzeit" und „Froh zu sein bedarf es wenig" gespielt, auch zweistimmig mit mir zusammen, allerdings nicht selbst beidhändig zweistimmig.

Zum Abschluss der Musizierstunde haben wir zu zweit die Eurovisionsmelodie (Marc-Antoine Charpentier: Präludium des Te Deum) gespielt. Es war erstaunlich, wie schnell Frau E. auf die unterschiedlichen Musikstücke wechseln und sich darauf einstellen konnte. Sie war heute ganz klar und konnte meinen Erklärungen problemlos folgen. Um 17.45 Uhr wurde sie zum Abendessen gerufen, und ich habe sie dorthin begleitet. Sie machte einen sehr zufriedenen Eindruck.

REFLEXION:

- Das zweistimmige Spiel ausbauen, rechte und linke Hand gleichermaßen fordern.
- Neue Operettenmelodien für die Veeh-Harfe mehrstimmig einrichten und dabei verschiedene Schwierigkeits- und Komplexitätsgrade realisieren.

4) Donnerstag, 7. Mai 2009, 17.00

Frau E. kommt gerade vom Arztbesuch wieder und hat Medikamente verschrieben bekommen. Sie strahlt, aber das Musizieren ist ihr heute zu anstrengend. Sie möchte gerne nächste Woche wieder Veeh-Harfe spielen.

5) Donnerstag, 14. Mai 2009, 17.15–17.45

Notenmaterial:

- Zum Geburtstag viel Glück
- Froh zu sein bedarf es wenig
- Ennstaler Polka

Zu Beginn habe ich Frau E. „Zum Geburtstag viel Glück“ vorgespielt und ihr damit nachträglich zum Geburtstag gratuliert. Sie hat sich sehr gefreut. Herr N. saß dabei und gratulierte ihr auch. Ich habe ihr ein kleines Döschen mit Rosenmotiven geschenkt, darin war ein Deckchen mit einer Blume.

Dann haben wir „Froh zu sein bedarf es wenig“ ausgewählt. Frau E. spielte das Lied zunächst einstimmig. Dies gelang sehr gut. Anschließend konnte sie das Lied auch zweistimmig mit beiden Händen spielen. Sie ist sehr geschickt mit beiden Händen. Dies rührt sicherlich auch daher, dass sie früher Klavier gespielt hat. Frau E. ist sehr musikalisch.

Dann hat Frau E. die „Ennstaler Polka“ zweistimmig beidhändig gespielt! Sie ärgert sich manchmal darüber, dass sie beim Anzupfen einer Saite an die benachbarte noch klingende kommt und diese abdämpft. Sie zeigt dann auf ihre Gichtknoten an den Fingergelenken. Ich habe ihr erklärt, dass sie beim Anzupfen der Saite die Hand nach oben weg bewegen soll, um die benachbarte Saite nicht zu berühren. Das hat sie dann auch ausprobiert und nach dieser Kontrolle der Handhaltung war der sie störende Klang verschwunden. Sie möchte es sehr gut machen!

Ihre Konzentration ließ jetzt nach, und sie wurde müde, was sich dann in einer höheren Fehlerquote zeigte. Zum Abschluss habe ich ihr noch einmal den Geburtstagskanon vorgespielt. Sie hat sich sehr gefreut und für die Stunde bedankt.

6) DONNERSTAG, 21. MAI 2009

Frau E. war den ganzen Nachmittag nicht zu sehen! Nach Auskunft der Pflegerin ruht sie, sie sei sehr müde. Das Wetter ist heute sehr schwül. Später ging sie begleitet von einer anderen Bewohnerin in den Speisesaal. Sie machte auf mich einen sehr müden Eindruck.

7) DONNERSTAG, 28. MAI 2009, 17.30–18.05

NOTENMATERIAL:

- Ennstaler Polka

Ich sah Frau E. auf dem Flur. Sie winkte mir zu und sagte mir, dass sie heute zu müde sei. Sie war nachmittags in einem Konzert im Haus.

Gegen 17.30 Uhr sah Frau E., dass ich zusammen mit Frau A. im Aufenthaltsraum Veeh-Harfe spielte. Sie kam auf uns zu und hatte plötzlich Lust mitzumachen. Ich fragte sie, ob sie mit Frau A. musizieren möchte. Sie stimmte zu und hat zusammen mit Frau A. die „Ennstaler Polka“ gespielt. Zunächst einstimmig. Ich habe sie gebeten, sich auf das langsamere Spieltempo ihrer Partnerin einzustellen, um ein Zusammenspielen auch möglich zu machen.

Sie legte beim ersten Mal direkt ein relativ schnelles Tempo vor. Bei den beiden nächsten Durchgängen reduzierte sie ihr Tempo, so dass ein relativ gutes Zusammenspiel mit Frau A. möglich war. Beide waren von ihrem spontanen Zusammenspiel sehr angetan. Bei einem weiteren Durchgang habe ich dann dazu die Begleittöne gespielt.

Leider hat die Kamera in dieser Phase nicht aufgezeichnet, man wollte aber gerne dieses gemeinsame Musizieren festhalten. Deshalb haben wir das Stück wiederholt. Das Zusammenspiel wurde zunehmend schlechter, Frau A. kam vermehrt zu spät, es wirkte fast wie ein Kanon. Frau A.s Konzentration ließ nach. Frau E. zeigte keine Ermüdungszeichen. Ich habe dann mit ihr allein die „Ennstaler Polka“ zweistimmig gespielt. Dann wollte Frau E. versuchen, beidhändig zweistimmig zu spielen. Anfangs gelang es recht gut, zwischendurch vergaß sie jedoch, die Begleittöne zu spielen. Frau E. ist rhythmisch relativ sicher im Vergleich zu den anderen Teilnehmern. Nach weiteren Durchgängen der „Ennstaler Polka“ (beidhändig) wurde die Stunde beendet, da die Zeit für das Abendessen gekommen war.

8) Donnerstag, 4. Juni 2009, 17.30–18.15

Notenmaterial:

- Ennstaler Polka
- Ach, ich hab' sie ja nur auf die Schulter geküßt

Frau E. war sehr motiviert, die „Ennstaler Polka" mehrfach zu üben. Zunächst hat sie das Stück einstimmig gespielt. Dies klappte auch rhythmisch gut. Frau E. versteht den Unterschied zwischen Viertel- und Achtelnoten, sie hat ja früher Klavier gespielt.

Dann hat sie das Stück zweistimmig beidhändig gespielt. Dies ging auch relativ gut, allerdings ließ sie zwischendurch einige Begleittöne aus, um dann später wieder richtig zweistimmig zu spielen. Ich fragte sie, ob sie auch ein anderes Stück spielen wolle. Sie verneinte dies und betonte, dass sie dieses Stück so lange üben wolle, bis sie es gut beherrscht.

Zum Schluss der Stunde hat sie die Operettenmelodie „Ach, ich hab' sie ja nur auf die Schulter geküsst" gespielt. Das war sehr gut, da Frau E. die Melodie kannte, konnte sie das auch im Veeh-Harfenspiel umsetzen.

9) Donnerstag, 11. Juni 2009, 17.30–18.30

Notenmaterial:

- Ach, ich hab' sie ja nur auf die Schulter geküsst
- Es war eine Mutter, die hatte vier Kinder
- Ennstaler Polka
- Froh zu sein bedarf es wenig

Frau E. war sehr motiviert, Veeh-Harfe zu spielen. Zuerst habe ich ihr die Melodie „Ach, ich hab' sie ja nur auf die Schulter geküsst" vorgelegt. Dieses Stück konnte sie sehr gut spielen. Frau E. hat ein gutes rhythmisches Empfinden. Das Stück ist für ein Vorspiel geeignet. Herrn N. habe ich eine einfache Begleitstimme dazu gegeben, die ich vorbereitet hatte, und ich habe die eigentliche Begleitstimme dazu gespielt. Herr N. hat heute die Bass/Tenorharfe gespielt. Man konnte so die einzelnen Stimmen gut unterscheiden.

Nach mehrmaligem Wiederholen haben wir dann das Lied „Es war eine Mutter, die hatte vier Kinder“ ausgewählt, weil hier die Begleitung doch etwas einfacher für Herrn N. zu hören ist. Das Zusammenspiel klappte relativ gut. Gegen 17.45 Uhr wurde Herr N. von einer Pflegerin abgeholt.

Dann habe ich mit Frau E. die „Ennstaler Polka“ durchgenommen. Dieses Stück kann Frau E. einstimmig sehr rhythmisch spielen. Beim zweistimmigen beidhändigen Spiel hat sie hin und wieder das Problem, dass sie einige Begleittöne auslässt, wenn sie den Ton mit der linken Hand nicht schnell genug findet und anzupfen kann. Im Ganzen gelingt ihr aber auch das zweistimmige beidhändige Spiel recht gut. Es ist erstaunlich, wie engagiert Frau E. an das Veeh-Harfenspiel herangeht.

Zum Schluss haben wir zusammen „Froh zu sein bedarf es wenig“ gespielt. Ich habe die zweite Melodiestimme (eine Terz tiefer) dazu gespielt. Dies klappte recht gut und wäre auch für ein gemeinsames Vorspiel geeignet. Bei nun inzwischen 18.30 Uhr war die Zeit zum Abendessen gekommen. Frau E. zeigte gar keine Eile, so viel Spaß hat ihr das Musizieren gemacht.

REFLEXION:

- Stücke für Vorspiel wiederholen.
- Neues hinzunehmen, beidhändiges Spiel ausbauen.
- „Ach, ich hab' sie ja nur auf die Schulter geküsst“ ist gut für ein Vorspiel geeignet, „Es war eine Mutter, die hatte vier Kinder“ für das gemeinsame Musizieren mit Herrn N. und der Musikgeragogin.
- Die „Ennstaler Polka“ und „Froh zu sein bedarf es wenig“ sind sehr gut für das Zusammenspiel geeignet, auch für eine Begleitung mit einer zweiten Melodiestimme durch die Musikgeragogin.

10) DONNERSTAG, 18. JUNI 2009, 15.00–17.30, VORSPIELNACHMITTAG

An diesem Nachmittag wurde ich von der Heimleitung spontan gebeten, ein gemeinsames Vorspiel mit allen Teilnehmern durchzuführen. Die Beschreibung befindet sich bei den Stundenprotokollen Frau H.

11) DONNERSTAG, 25. JUNI 2009, 17.00–18.00

NOTENMATERIAL:
- Froh zu sein bedarf es wenig
- Es war eine Mutter, die hatte vier Kinder
- Die Vogelhochzeit
- Ach, ich hab' sie ja nur auf die Schulter geküsst
- Ennstaler Polka
- Ländler

Frau E. kam von selbst in den Aufenthaltsraum und setzte sich zu Frau A., so dass wir sogleich angefangen haben, Duette zu spielen. Sie freut sich sehr, und es macht ihr sehr viel Spaß. Man sieht ihr an, dass sie registriert, besser zu spielen als Frau A.

Das Zusammenspiel mit Frau A. habe ich nach einer Weile unterbrochen, und Frau E. hat dann auch Stücke allein oder in Begleitung mit mir gespielt. Den Ländler konnte sie nicht begleiten (im Gegensatz zu Frau H.), es machte ihr Schwierigkeiten zu hören, wann sie mit welchen Begleittönen dran ist. Die „Ennstaler Polka" und „Ach, ich hab' sie ja nur auf die Schulter geküsst" gehen indes gut.

8.2.3 Stundenprotokolle Frau H.

1) SONNTAG, 19. APRIL 2009, 13.00–14.00

THEMA DER STUNDE:
Bewegungsabläufe für das Veeh-Harfenspiel kennenlernen
Fragen an Frau H.:
- Welche Rolle spielt Musik für Sie?
- Haben Sie gerne gesungen? – Allein, im Chor eher weniger.
- Welche Lieder mögen Sie besonders gerne? – Volkslieder und Schlager.
- Haben Sie früher ein Instrument gespielt? – Akkordeon.
- Welche Art von Musik hören Sie besonders gerne? – Volksmusik.

ALLGEMEINE VORAUSSETZUNGEN: Frau H. hört gut, sieht gut mit Brille. Sie hat eine eingeschränkte Beweglichkeit und benutzt einen Rollator. Die Kommunikation ist gut, ein wenig verlangsamt. Sie wirkt fit, aber:

Vorsicht vor Überforderung; Frau H. ist Epileptikerin. Frau H. zeigt Interesse, sie freut sich auf das Musizieren.

ANFANGSRITUAL: Ich spiele Frau H. die „Eurovisionsmelodie“ vor (Marc-Antoine Charpentier: Präludium des Te Deum). Dann frage ich nach Wünschen für die erste Stunde und schlage ihr einige Musikstücke vor.

AUSWAHL DES NOTENMATERIALS:

- Eurovisionsmelodie (Marc-Antoine Charpentier: Präludium des Te Deum)
- Echospiel (Da capo Blatt 26)
- Es war eine Mutter, die hatte vier Kinder

STUNDENABLAUFPLANUNG:
EINSTIEGSPHASE: Vorspielen eines Stückes

HAUPTPHASE: Erläuterungen am Instrument

- Haltung der Veeh-Harfe
- Einlegen der Musizierschablonen (Noten)
- Handstellung für das Anzupfen einer Saite
- Zupfen einer Saite mit dem Zeigefinger der rechten Hand, da, wo schwarze Punkte auf der Musizierschablone den Ton vorgeben.

SCHLUSSPHASE: Vorspiel

Frau H. ist sehr konzentriert und freut sich auf das Musizieren. Sie spricht gut. Sie hat gerne allein gesungen, weniger im Chor. Sie mag gerne Volkslieder und Schlager. Frau H. hat früher Akkordeon gespielt.

Als Anfangsritual spiele ich ihr die „Eurovisionsmelodie“ (Marc-Antoine Charpentier: Präludium des Te Deum) vor. Mit den beiden Stücken „Echospiel“ und „Es war eine Mutter, die hatte vier Kinder“ erkläre ich ihr die Bewegungsabläufe, die für das Spielen der Veeh-Harfe notwendig sind. Das geplante Schlussritual habe ich auf ihren Wunsch ausgelassen, es sind zu viele Eindrücke zu verarbeiten gewesen.

Das Spielen und Anzupfen der Saiten hat bereits gut geklappt. Frau H. konnte das Lied „Es war eine Mutter, die hatte vier Kinder“ sofort recht gut durchspielen. Das „Echospiel“ hat sie ein paar Töne lang gespielt, dann aber aufgehört; das Stück interessierte sie nicht. Zum Abschluss haben wir „Es war eine Mutter, die hatte vier Kinder“ zusammen gespielt, dabei habe ich die Begleittöne gespielt.

2) SONNTAG, 26. APRIL 2009, 16.30–17.30

NOTENMATERIAL:

- Es war eine Mutter, die hatte vier Kinder
- Froh zu sein bedarf es wenig

Frau H. freut sich sehr auf das Musizieren. Sie kam zusammen mit Herrn N. vom Wohnbereich in den Aufenthaltsraum. Sie hatte nichts dagegen, dabeizusitzen und zuzuschauen, während ich zunächst Herrn N. im Veeh-Harfenspiel unterrichtet habe. Auch Herr N. war einverstanden, dass Frau H. zugegen war.

Auf das Anfangsritual, etwas vorgespielt zu bekommen, hat sie verzichtet, sie wollte sofort selbst loslegen. Wir haben uns sodann darauf verständigt, ein Lied auszuwählen, das sie kennt. Sie wollte gerne „Es war eine Mutter, die hatte vier Kinder“ vom letzten Mal wieder spielen. Sie konnte es auf Anhieb ganz bis zum Ende fast fehlerfrei abspielen. Dann wünschte sie, dass ich sie begleite. Wir haben dann zusammen zweistimmig gespielt, es klappte ganz gut.

Ich hatte diesmal eine andere Ausgabe des Liedes vorgelegt. Frau H. sagte, „das klingt aber anders“. Sie hat das Lied nach der ihr bekannten Melodie und Version gespielt. Die Tonhöhe kam ihr unpassend vor. Der Anfangston war in beiden Fassungen unterschiedlich. Frau H. hat ein sehr gutes Gehör und ist sehr musikalisch. Sie hat früher sehr gut Akkordeon gespielt.

Dann wollte Frau H. das Stück beidhändig zweistimmig spielen. Dies gelang ihr gut. Mit einigen kleinen Fehlern hat sie das ganze Lied zweistimmig gespielt.

Im Schlussteil gefiel ihr ein Begleitton nicht, sie meinte, der Ton passe nicht so gut. Ich habe ihr dann ein anderes Instrument gegeben, was heute noch nicht gespielt worden war und deshalb nicht verstimmt sein konnte. Nun gefiel es ihr schon besser, aber sie war nach wie vor der Ansicht, dass der besagte Begleitton nicht schön sei. Ich habe versucht zu erklären, die Saite für den Begleitton nicht so stark anzuzupfen. Die Melodie müsse lauter sein als die Begleitung. Nun klang es sofort besser, und nun gefiel es ihr auch.

Frau H. hat dann das Lied „Froh zu sein bedarf es wenig“ gespielt. Hierbei habe ich den Unterschied von Viertelnoten, punktierten Viertelnoten und Achtelnoten erklärt und wie die unterschiedlichen Notenwerte in den Musizierschablonen dargestellt sind. Sie hatte Schwierigkeiten, die Achtelnoten schneller zu spielen. Frau H. war sehr geduldig, als meine Kamera aussetzte. Sie fragte mich, warum ich aufnehme. Ich habe ihr erklärt, dass ich anhand der Mitschnitte den Verlauf der Unterrichtsstunde besser nachbereiten und die nächste Stunde vorbereiten kann.

REFLEXION:

- Frau H. mag gerne Volkslieder. Sie ist sehr motiviert, die Stücke auch zu üben, bis sie diese beherrscht. Sie möchte sehr bewusst mit einfachen Liedern anfangen und erst nach und nach den Schwierigkeitsgrad steigern.
- Frau H. konnte auf Anhieb zweistimmig mit beiden Händen spielen. Beide Hände sind etwa gleich geschickt, was sich auch in den beiden motorischen Tests BBT und NHPT zeigte. Sie hat früher Akkordeon gespielt, was sich sehr günstig auszuwirken scheint.
- Anregungen für die nächste Stunde: Wiederholen des zweistimmigen beidhändigen Spiels.
- Ein Stück auswählen, das ähnlich leicht für das zweistimmige Spiel zugänglich ist.

3) DONNERSTAG, 30. APRIL 2009, 14.30–15.30

NOTENMATERIAL:

- Es war eine Mutter, die hatte vier Kinder, mit Begleitstimme
- Alle Vögel sind schon da
- Froh zu sein bedarf es wenig
- So ein Tag, so wunderschön wie heute

Frau H. ist sehr motiviert. Sie spielt gerne zweistimmig gesetzte Stücke mit beiden Händen. Es wurden bewusst einfache und bekannte Lieder ausgewählt, die zweistimmig gesetzt sind. Frau H. war auf Anhieb in der Lage, „Es war eine Mutter, die hatte vier Kinder“ zweistimmig zu spielen. Dann wollte sie gerne mit mir zusammen spielen. Ich habe „Alle Vögel sind schon da“ aufgelegt, wobei die Begleitstimme eine Terz tiefer gesetzt war. Sie war vom Zusammenklang sehr angetan.

Mit dem Lied „Froh zu sein bedarf es wenig“ habe ich ihr den Unterschied zwischen Viertelnoten, punktierten Viertelnoten und Achtelnoten erklärt. Sie kann heute meine Erläuterungen sehr gut in die Praxis umsetzen. Zum Abschluss hat Frau H. „So ein Tag, so wunderschön wie heute“ gespielt. Auch dieses Stück hat recht gut geklappt.

Das rhythmische Spiel ist nicht immer ganz korrekt, Frau H. hat manchmal Schwierigkeiten, die Finger schneller in Abfolge der kurzen Notenwerte zu bewegen. Im Ganzen gelang es aber gut.

Ich habe Frau H. gefragt, welche Stücke sie gerne spielen möchte. Sie sagte: „Schneewalzer! Den habe ich gerne, der wurde bei der Hochzeit gespielt.“ Ich habe ihr versprochen, beim nächsten Mal diese Noten mitzubringen.

REFLEXION:

- „Schneewalzer“ (hat sie sich sehr gewünscht, weil das Stück auf ihrer Hochzeit gespielt wurde), auch zweistimmig einfach gesetzt. Eine Begleitstimme dazu schreiben.
- In Zukunft immer besonders auf den Rhythmus achten.

4) DONNERSTAG, 7. MAI 2009, 14.45–16.00

NOTENMATERIAL:

- Ennstaler Polka, ein- und zweistimmig
- Schneewalzer mit Liedtext

Frau H. hat sich sehr gefreut, dass ich die Noten vom „Schneewalzer“ mitgebracht habe. Ich habe ihr das Stück zunächst vorgespielt.

Dann wollte sie es sogleich selbst probieren. Es ging relativ gut. Die Noten auf der Musizierschablone stehen sehr eng beieinander, sind also schwierig zu lesen. Weil Frau H. die Melodie aber sehr gut kennt, kann sie es bewältigen. Sie wollte dann jedoch zunächst ein leichteres Stück spielen.

So haben wir gemeinsam die „Ennstaler Polka“ einstudiert, einstimmig und nachher auch zweistimmig beidhändig. Das ging erstaunlich gut. Der Rhythmus bereitet aber noch Schwierigkeiten, besonders dann, wenn sie das Stück nicht kennt. Sie übt das Stück mehrmals. Als sie etwas müde wird, haben wir eine Gedächtnisübung durchgeführt. Sie findet das sehr gut und meint, das müsste man öfters machen. Das beidhändige Spiel scheint ihr sehr zu liegen.

Frau H. ist sehr an meiner Arbeit interessiert und fragt, wie viele Leute ich unterrichte.

REFLEXION:

- „Schneewalzer" neu setzen, so dass die Notenabstände größer werden und die Lesbarkeit besser wird.

5) DONNERSTAG, 14. MAI 2009

Von der Pflegerin erfahre ich, dass Frau H. im Bett liegt. Sie leidet an Schwindelanfällen.

6) DONNERSTAG, 21. MAI 2009, 15.15–16.30

NOTENMATERIAL:

- Ländler
- Ennstaler Polka, ein- und zweistimmig
- Schneewalzer mit Liedtext

Frau H. entschuldigt sich, dass sie nicht früher gekommen ist. Sie ist noch rekonvaleszent von ihrer Erkrankung, was man ihr ansieht. Aber sie freut sich auf die Musikstunde. Sie erzählt mir, dass sie ein Problem mit ihrer Epilepsie habe.

Als Anfangsritual habe ich ihr den Ländler vorgespielt. Dann habe ich vorgeschlagen, dass Frau H. die Begleitstimme dazu spielt; dies gestaltete sich allerdings sehr schwierig. Die Pausen richtig zu zählen ist nicht so ganz einfach für sie.

Als nächstes Stück haben wir dann die „Ennstaler Polka" durchgenommen. Hierbei habe ich ihr den Unterschied zwischen Viertel- und Achtelnoten erklärt. Frau H. konnte es heute in etwa umsetzen, allerdings ist sie rhythmisch noch nicht sicher. Ein Problem hierbei ist natürlich auch, dass sie die „Ennstaler Polka" noch nicht im Ohr hat, sie das Stück nicht von früher kennt. Sie hat die Polka zunächst einstimmig gespielt, dann auch zweistimmig beidhändig. Das beidhändige Spiel klappt bei Frau H. relativ gut.

Dann habe ich die neu bearbeitete Version des „Schneewalzers“ aufgelegt. Die einstimmige Version kann Frau H. recht gut umsetzen, da sie das Stück sehr gut kennt. Heute sagt sie zu mir: „Sie können mich so gut motivieren!“ Sie sagt dies, als ob sie glaube, mein Lob sei nicht wirklich ernst gemeint. Ich erkläre ihr, dass sie immer ein kleines Stück vorankomme. Auch bei anderen Saiteninstrumenten wie z.B. der Violine sei der Fortschritt nicht schnell zu erzielen.

Dann spielt sie den „Schneewalzer“ auch zweistimmig beidhändig. Es waren aber weiterhin kleinere Fehler zu bemerken. Zum Abschluss haben wir das Stück dann gemeinsam gespielt: Frau H. die erste Stimme, ich die Begleitstimme. Sie wurde dann auch müde, die Konzentration ließ nach.

Zum Thema „Schneewalzer“ hat sie auch auf meine Nachfrage hin nicht mehr viel erzählt. Ich denke, das Thema ist in ihrer Erinnerung nun abgehakt.

REFLEXION:

- Rhythmusübungen machen, um gleichmäßiges Rhythmusspiel auch bei ihr unbekannten Stücken zu befördern.

7) DONNERSTAG, 28. MAI 2009, 16.15–17.20

NOTENMATERIAL:

- Ich bin nur ein armer Wandergesell
- Ennstaler Polka, ein- und zweistimmig
- Kleiner Tanz (Da capo Blatt 29)
- Ach, ich hab’ sie ja nur auf die Schulter geküsst

Frau H. war heute im Konzert und brachte mir den Programmzettel mit. Es wurde Gesang mit Klavierbegleitung geboten. Es hatte ihr sehr gut gefallen.

Als Anfangsritual habe ich „Ich bin nur ein armer Wandergesell“ vorgespielt. „Na klar, das kenn’ ich doch!“ sagt Frau H. Ich habe ihr die „Ennstaler Polka“ vorgelegt und zunächst den Rhythmus des Stückes erklärt. Sie versteht es sehr gut, kann es rhythmisch aber nicht einwandfrei umsetzen. Nach mehreren Durchgängen war eine Verbesserung zu verzeichnen. Sie hat dann das Stück auch zweistimmig beidhändig gespielt. Das gelang prima. Manchmal spielt Frau H. auch bei einstimmigen Stücken mit beiden Händen, um eine größere Geläufigkeit zu erreichen.

Dann hat Frau H. einen „kleinen Tanz" (Da capo Blatt 29) vom Blatt gespielt, sogar zweistimmig beidhändig. Dies ging sehr gut und war auch rhythmisch in Ordnung. Sie war selbst sehr zufrieden. Anschließend hat sie das Operettenlied „Ach, ich hab' sie ja nur auf die Schulter geküsst" gespielt. Die Melodie kennt sie gut. Entsprechend klappte dieses Stück auch rhythmisch sehr gut. Ich habe den Eindruck, dass Frau H. rhythmischer spielt, wenn sie das Stück kennt und die Melodie im Ohr hat.
Anschließend habe ich die Begleitstimme dazu gespielt. Diese ist allerdings zu lang, deshalb musste ich sie auf die Version kürzen, die Frau H. vorgelegt bekam. Nach mehrmaligem Ausprobieren gelang das Zusammenspiel besser; ich muss die zweite Stimme entsprechend überarbeiten.

8) DONNERSTAG, 4. JUNI 2009, 14.45–15.45

ANFANGSRITUAL:
Europahymne (Ludwig van Beethoven: Freude schöner Götterfunken)

NOTENMATERIAL:
- Kleiner Tanz (Da capo Blatt 29)
- Froh zu sein bedarf es wenig
- Ennstaler Polka
- Ach, ich hab' sie ja nur auf die Schulter geküsst

Zu Beginn habe ich Frau H. die „Europahymne" vorgespielt und sie gefragt, ob sie das Stück kennt. Sie bestätigte, dass sie die „Europahymne" kennt.

Als erstes Stück hat Frau H. einen „kleinen Tanz" gespielt (einfach). Dies gelang ihr auf Anhieb gut. Dann haben wir das Lied „Froh zu sein bedarf es wenig" ausgewählt. Mittlerweile kamen einige Heimbewohner und setzten sich zu uns in den Aufenthaltsraum. Ich habe versucht, die Damen mit in die Musizierstunde einzubeziehen. Sie sollten den

Rhythmus bzw. das Metrum mitklatschen. Dies ging eine Weile und brach dann aber ab. Das Lied kann Frau H. gut spielen.

Schwierigkeiten mit dem Rhythmus hat sie besonders dann, wenn sie das Stück nicht von früher kennt, wie es z.B. bei der „Ennstaler Polka“ der Fall ist. Aber heute gelang die Polka etwas besser. Frau H. hat dieses Stück ein- und zweistimmig gespielt. Sie hat es mehrfach gespielt, um den Rhythmus besser zu erfassen und das Stück zu üben.

Sie fragte mich, ob ich denn auch meine Schoßharfe mitgebracht hätte. Ich verneinte und sagte ihr, dass es günstiger sei, wenn man zu zweit die Instrumente tragen könne. Allein kann ich eben nur die benötigten Veeh-Harfen tragen. Sie nimmt Anteil an den organisatorischen Dingen, die ich zur Vorbereitung der Musizierstunden lösen muss.

Zum Schluss hat Frau H. „Ach, ich hab’ sie ja nur auf die Schulter geküsst“ gespielt. Dieses Stück kennt Frau H., sie hat die Melodie im Ohr. Dadurch kann sie auch den Rhythmus besser aufnehmen und umsetzen. Wir haben heute alle Stücke bis auf den „kleinen Tanz“ zusammen auch zweistimmig gespielt. Dabei hat Frau H. auch beidhändig gespielt.

9) DONNERSTAG, 11. JUNI 2009, 15.30–16.30

Frau H. kam gegen 15.15 Uhr in den Aufenthaltsraum und erzählte, dass heute gar kein Ankündigungszettel ausgehangen habe. Sie hat einen Teil der Musizierstunde von Frau A. mit Interesse verfolgt.

NOTENMATERIAL:

- Ach, ich hab’ sie ja nur auf die Schulter geküsst
- Ennstaler Polka
- Froh zu sein bedarf es wenig
- Kleiner Tanz (zweistimmig, Da capo Blatt 29)

Zum Anfang habe ich Frau H. das Stück „Ach, ich hab’ sie ja nur auf die Schulter geküsst“ vorgelegt. Die Melodie hat sie gut im Ohr und kann die Stimme auch sehr gut spielen. Sie hat nach wie vor ein Problem mit dem richtigen Umsetzen des rhythmischen Spiels, wenn sie ein Stück nicht kennt. Ich hatte den Eindruck, dass es Frau H. doch etwas störte, dass Frau A. bei ihrer Musizierstunde zugegen war, obgleich sie vorher zugestimmt hatte. Sie wird gerne ein wenig nervös, hat Lampenfieber. Das Stück haben wir mehrfach wiederholt, und ich habe die Begleitung dazu gespielt. Weil der Rhythmus von Frau H. nicht durchgängig eingehalten wird, muss ich oft nachgeben.

Dann hat Frau H. „Froh zu sein bedarf es wenig" gespielt. Das Lied beherrscht sie bereits recht gut, aber für ein Vorspiel ist es vielleicht doch nicht so gut geeignet.

Zum Abschluss hat Frau H. einen „kleinen Tanz" zweistimmig gespielt; dies gelang sehr gut. Das Stück wäre für ein Vorspiel geeignet, da sich Frau H. hier sehr sicher fühlt. Dieses Stück ist auch deshalb gut geeignet, weil es keine besonderen rhythmischen Anforderungen stellt. Mit dem beidhändigen Spiel hat Frau H. keinerlei Schwierigkeiten. Bei einem Vorspiel muss man bei ihr jedoch mit stärkerem Lampenfieber rechnen. Frau H. glaubt selbst nicht so recht, dass sie das rhythmische Spiel in den Griff bekommt. Ich habe sie jedoch motiviert.

10) DONNERSTAG, 18. JUNI 2009, 15.00–17.30, VORSPIELNACHMITTAG
Nach meiner Ankunft wurde ich darüber informiert, dass heute die Hausleitung (Direktorin und stellv. Geschäftsführerin) kommen würde, um sich die Veeh-Harfenspieler anzuhören. Deshalb wurden heute alle vier Teilnehmer in den Aufenthaltsraum gebracht und nahmen gemeinsam am Tisch Platz.

Ich erklärte den Gästen, dass die vier Teilnehmer für das nun folgende Vorspiel keine vorherige Probe hatten und daher sicherlich ein wenig Lampenfieber im Spiel sein wird. Dies traf besonders auf Frau H. zu, wohingegen Frau E. mit dem öffentlichen Vorspiel überhaupt keine Probleme hatte.

Ich habe die Teilnehmer zunächst einzeln vorspielen lassen, aber bereits Musizierschablonen mit Begleitstimmen verteilt. Frau E. war die behändeste, was das Tempo betraf. Frau H. steigerte sich während des Nachmittags enorm. Sie wurde immer besser, besonders was das rhythmische Spiel betraf. Frau E. ist rhythmisch sehr sicher und hat Frau H. dadurch mitgezogen.

Für Frau A. und Herrn N. habe ich einfache Begleitstimmen eingesetzt, so dass alle vier Teilnehmer zusammen spielen konnten.

Notenmaterial:

- Es war eine Mutter, die hatte vier Kinder
- Froh zu sein bedarf es wenig
- Ach, ich hab' sie ja nur auf die Schulter geküsst
- Ennstaler Polka
- Ländler mit Begleitung

Nachdem die Zuhörer nach großem Applaus weggegangen waren, habe ich mit Frau H. noch den „Ländler" mit Begleitung gespielt. Dabei hat Frau H. die Begleitstimme übernommen und ich die Melodiestimme. Das ging auf Anhieb sehr gut. Frau H. war in der Lage, den „Ländler" gut zu begleiten.

11) Donnerstag, 26. Juni 2009, 15.00–16.15

Notenmaterial:

- Kleiner Tanz zweistimmig (Da capo Blatt 29)
- Ach, ich hab' sie ja nur auf die Schulter geküsst, mit Begleitstimme
- Ennstaler Polka
- Ländler
- Polka Drikusmann
- Schneewalzer

Frau H. kam gegen 15.00 Uhr in den Aufenthaltsraum. Sie freut sich immer auf das Musizieren. Ihre Allgemeinstimmung ist jedoch etwas niedergeschlagen, da ihre Enkelin schwer erkrankt ist. Das hatte sie mir schon in einer der vorigen Stunden berichtet.

Als Aufgabe hat sich Frau H. heute vorgenommen, alle Stücke, die sie im Laufe des Musizierprojektes kennengelernt hat, noch einmal zu wiederholen und zu schauen, was sie davon am besten bewältigen kann.

Der „kleine Tanz" klappt prima, auch zweistimmig beidhändig. Frau H. benutzt manchmal auch beide Hände, wenn sie einstimmig spielt. Dies hat sie sicher von mir abgeguckt, da ich diese Spielweise bevorzuge, wenn Noten weiter auseinanderliegen.

„Ach, ich hab' sie ja nur auf die Schulter geküsst" gelang gut. Das rhythmische Spiel ist bei Frau H. viel besser geworden. Dies merkt man auch bei der „Ennstaler Polka“. Hier hatte sie bislang besondere Probleme mit den unterschiedlichen Notenwerten und dadurch mit dem Rhythmus des Stückes, welches sie nicht kannte. Dies gelang ihr aber heute sehr gut. Den „Ländler“ hat Frau H. flüssig begleiten können. Ich war sehr überrascht, denn dieses Stück erfordert ein ausgeprägtes rhythmisches Empfinden. Dieser „Ländler“ eignet sich gut für ein Vorspiel.

Anschließend habe ich ihr ein neues Stück vorgespielt, eine Polka, einen Holzschuhtanz (Polka Drikusmann). Sie sagte sofort: „Dieses Stück kenne ich: Im Grunewald, im Grunewald ist Holzauktion.“ In der Tat ist die Melodie der „Polka Drikusmann“ diesem Lied sehr ähnlich.

Anschließend wollte sie gerne noch einmal den „Schneewalzer“ spielen. Dieses Stück liebt sie besonders, weil es sie an ihre eigene Hochzeit erinnert. Dieses Stück haben wir dann auch zu zweit, also mit Begleitung, gespielt.

Gegen 16.15 Uhr wurde sie müde, und sie ging dann allein in ihr Zimmer zurück.

8.2.4 Stundenprotokolle Frau M.

1) Sonntag, 3. August 2008, 17.25–18.00

Teilnehmer: Frau M., Musikgeragogin
Mitwirkende (passiv): Sohn, Pflegeperson

Notenmaterial:

- Anfangsritual: Franz Schubert: Heidenröslein
- Hauptphase: Die Vogelhochzeit, Es war eine Mutter, die hatte vier Kinder, Echospiel (Da capo Blatt 26)
- Schlussphase: Eurovisionsmelodie (Marc-Antoine Charpentier: Präludium des Te Deum)

Als ich das Instrument auf den Tisch legte, sagte Frau M. sofort, „das ist ja eine Zither, dazu habe ich eigentlich keine Lust. Ich hatte früher eine Zither, und ich konnte Zither spielen.“

Zunächst habe ich sie gefragt, ob sie das „Heidenröslein“, ein Schubertlied, kennt. Sie verneinte dies. Ich habe es ihr vorgespielt, es kam jedoch keine Erinnerung an dieses Stück. Dann habe ich zu ihr gesagt, sie hätte mir gesagt, sie kenne das Stück „Die Vogelhochzeit". Sie fing gleich an zu singen. Ich habe es ihr vorgespielt. Dann, beim zweiten Mal, hat sie ganz mitgesungen. „Ich bin doch musikalisch", war ihr Kommentar. Die Tonhöhe war nicht in Ordnung. Dann habe ich ihr das Lied „Es war eine Mutter, die hatte vier Kinder" vorgespielt.

Nun konnte Frau M. das Veeh-Harfenspiel ausprobieren. Ich habe gesagt, ich führe ihr die Hand. Dies war aber eigentlich nicht nötig, weil sie bei mir abgeguckt hat, wie man es machen muss. Sie konnte sofort die Saiten richtig zupfen. Sie probierte dann mehrere Saiten aus. Danach spielte sie dieses Lied ganz, mit nur einem kleinen Fehler: Ein Ton wurde statt zweimal dreimal gespielt. Ansonsten war ihr Spiel fehlerfrei. Dann habe ich ihr das Echospiel vorgespielt. Dann fragte sie **mich**, ob **ich** nicht müde sei. Ich habe sie dann gefragt, ob sie lieber aufhören wolle. Sie sagte: „Ja."

Zum Abschluss habe ich ihr die „Eurovisionsmelodie" vorgespielt, und sie konnte raten, ob sie das Stück kennt. Ich habe ihr gesagt, dass sie es vielleicht vom Fernsehen her kennt. Sie erinnerte sich nicht an den Titel, die Melodie mochte ihr aber bekannt vorkommen.

REFLEXION:

- Zither spielen scheint biographisch negativ belegt zu sein. Sie hatte eine eigene Zither, wusste aber nicht mehr, wo sie geblieben war. Sie hatte wohl keine leichte Kindheit, ihr Stiefvater war schwierig und hat ihr das „Geklimpere" oft verboten!
- Die Motivation für das Spiel mit der Veeh-Harfe ist schwierig! Ich habe den geplanten Vorspielnachmittag im Seniorenclub erwähnt und dass ich voll auf sie zählen würde, etwas dort vorzuspielen.
- Ich werde in der nächsten Stunde sofort hervorheben, dass sie eine Harfe, eben eine Veeh-Harfe, spielt, und das Wort Zither **nicht mehr** erwähnen. Dass Frau M. hier die Veeh-Harfe sofort als Zither-Instrument identifizierte, ist bemerkenswert!

2) MONTAG, 11. AUGUST 2008, 18.00–18.30

TEILNEHMER: Frau M., Musikgeragogin
MITWIRKENDE (PASSIV): Pflegeperson

Ich habe mit Frau M. ein nachbereitendes Gespräch geführt. Sie war heute sehr müde. Das Ziel des Gesprächs war herauszubekommen, warum die Zither negativ belastet ist (Biographiearbeit).

Frau M. berichtet, dass ihr Stiefvater ihr verboten hat, Zither zu spielen. Das Instrument ging im 2. Weltkrieg verloren. Es ist schwierig zu ergründen, ob Frau M. gerne Harfe spielen würde. Ich denke aber, sie wird es vielleicht noch einmal versuchen.

3) MONTAG, 25. AUGUST 2008, 13.00

TEILNEHMER: Frau M., Musikgeragogin
MITWIRKENDE (PASSIV): Pflegeperson
Frau M. war gut gelaunt. Ich habe sie gefragt, ob wir heute Nachmittag zusammen Veeh-Harfe spielen sollen. Sie war einverstanden, zweifelte aber, ob sie das könne. Ich habe ihr gesagt, dass es beim ersten Mal doch prima geklappt habe. Sie war motiviert, für den Seniorenclub etwas mit mir vorzubereiten.

4) MONTAG, 25. AUGUST 2008, 17.30
Wie verabredet, Besuch bei Frau M. Sie war müde. Die Pflegeperson sagte, sie hätte hohen Blutdruck. Ein Veeh-Harfen-Spiel war heute nicht möglich.

5) SONNTAG, 31. AUGUST 2008, 16.00–17.00

TEILNEHMER: Frau M., Musikgeragogin
MITWIRKENDE (PASSIV): Sohn

NOTENMATERIAL:
- Die Vogelhochzeit, auch mit Begleitstimme
- Es war eine Mutter, die hatte vier Kinder, auch mit Begleitstimme

Frau M. war heute sehr motiviert, Veeh-Harfe zu spielen. Sie wollte gerne die „Vogelhochzeit" probieren. Sie spielte zunächst drauflos, aber es gab einige Fehler beim Abspielen der Noten. Teilweise wurde eine Note übersprungen. Sie hat auch mitgesungen. Dies war nicht intonationsrein, überhaupt war ihre Stimme sehr schwach. Ich habe auf ihrem Instrument bei der „Vogelhochzeit" die tiefere Begleitstimme mitgespielt. Frau M. kam nicht bis zum Schluss, vielleicht konnte sie die Noten im unteren Bereich des Blattes schlecht erkennen. Sie hat mit Brille gespielt. Das Lied wurde mehrfach wiederholt. Ich habe versucht, ihr die Abfolge der Töne nochmal zu erklären. Dennoch schlichen sich bei Frau M. einige Fehler ein.

Wir haben dann ein etwas leichteres Stück genommen: „Es war eine Mutter, die hatte vier Kinder". Auch hier hatte Frau M. im letzten Drittel des Stücks kleine Ausfälle. Ich habe Frau M. dann gefragt, ob sie müde sei. Sie verneinte dies. Frau M. ist sehr motiviert, im Seniorenclub das Stück „Die Vogelhochzeit" vorzuspielen.

REFLEXION:

- Evtl. das nächste Mal mit einem leichten Stück beginnen, damit Frau M. sich an das Abspielen von Tönen auf der Veeh-Harfe gewöhnt. In der ersten Stunde war Frau M. erstaunlich gut, was wohl von der Tagesform abhängig war.
- Vor dem Musizieren wurden kognitiv fordernde Spiele (Elfchen) gemacht, so dass eine mentale Ermüdung nicht auszuschließen ist.

BIOGRAPHIEARBEIT:

- Frau M. tanzte vor ihrer Heirat gerne. Ein Tanztee im Seniorenclub würde ihr sehr viel Spaß machen. Sie unternimmt auch gerne Ausflüge mit den Senioren (Fahrten zu diversen Ausflugszielen).
- Sie ist überhaupt nicht mehr auf das negative Erlebnis mit dem Zitherspiel aus ihrer Jugendzeit zurückgekommen.

6) MITTWOCH, 17. SEPTEMBER 2008, 18.30–19.15

TEILNEHMER: Frau M., Musikgeragogin
MITWIRKENDE (PASSIV): Pflegeperson

NOTENMATERIAL:

- Franz Schubert: Die Forelle
- Franz Schubert: Heidenröslein
- Die Vogelhochzeit
- Es war eine Mutter, die hatte vier Kinder
- Europahymne (Ludwig van Beethoven: Freude, schöner Götterfunken)

Frau M. war sehr motiviert. Sie freut sich schon auf den 24. September im Seniorenclub, wenn ich dort die Veeh-Harfe vorstelle und sie mitmachen wird. Zuerst habe ich ihr zwei Schubertlieder vorgespielt. Die Musik kam ihr bekannt vor.

Dann habe ich ihr „Es war eine Mutter, die hatte vier Kinder“ vorgespielt. Sie wollte dann selbst probieren. Es klappte auf Anhieb gut, von oben bis unten ohne Unterbrechung. Es waren nur kleine Fehler zu beobachten. Diese ließen sich aber beheben, indem das Unterlegblatt noch einmal gerichtet wurde. Dann habe ich ihr die „Vogelhochzeit“ vorgespielt. Sie hat bei beiden Stücken sofort zu singen angefangen! Es ging etwas besser als letztes Mal. Die Pflegeperson wollte sich einmischen beim Zupfen der Saiten. Ich habe geantwortet, es sei besser, wenn nur ich es Frau M. erkläre.

Die Saiten klangen sehr leise. Daraufhin habe ich Frau M. wieder gezeigt, wie sie die Saiten lauter anzupfen kann. Das gelang dann auch gut, ich musste allerdings aufpassen, dass Frau M. die Saite nicht herausriss.

Frau M. konnte auch die „Vogelhochzeit“ spielen, wenngleich hier das Problem der Achtelnoten auftrat: diese wurden nicht schnell genug angezupft. Bei der Wiederholung ging es dann besser.

Von den negativen traumatischen Kindheitserlebnissen mit der Zither hat Frau M. kein Wort mehr erwähnt. Es scheint sich erledigt zu haben. Sie strahlte, dass sie heute Veeh-Harfe spielen konnte. Frau M. hat die „Vogelhochzeit“ noch einmal wiederholt. Hier ist allerdings noch Üben vonnöten. Zum Abschluss habe ich ihr die Europahymne „Freude, schöner Götterfunken“ vorgespielt.

REFLEXION:

- Frau M. hat die Spieltechnik gut verstanden. Es muss jetzt in kleineren Abständen für den Auftritt am 24. September geübt werden.
- Tempo und Rhythmus sind wichtig. Darauf achten, evtl. Begleitstimmen und zweites Instrument beim nächsten Mal mitbringen.

7) MONTAG, 22. SEPTEMBER 2008, 18.00–19.00

TEILNEHMER: Frau M., Musikgeragogin
MITWIRKENDE (PASSIV): Pflegeperson

NOTENMATERIAL:

- Franz Schubert: Die Forelle
- Franz Schubert: Heidenröslein
- Die Vogelhochzeit
- Es war eine Mutter, die hatte vier Kinder

Frau M. war sehr motiviert, Veeh-Harfe zu spielen. Allerdings war sie besorgt, ob sie sich trauen würde, vor so vielen Leuten zu spielen. Ich habe sie darin bestärkt, dass sie das Vorspiel schon gut schaffen würde. „Es war eine Mutter, die hatte vier Kinder" gelang recht gut. Sie machte zwischendrin eine kleine Pause. Ich habe ihr dann nochmal die richtige Handstellung erklärt und dass sie im Rhythmus durchspielen soll. Nach mehrmaligem Spielen schlichen sich besonders gegen Ende Fehler ein.

Die „Vogelhochzeit" konnte Frau M. auch spielen, allerdings an der Stelle „Fiderallala …", die schneller gespielt werden muss als die vorherigen Noten, spielte sie zu langsam. Frau M. hat auch immer dazu gesungen. Harfenspiel und Gesang waren jedoch nicht synchron. Sie hat schneller gesungen und kam bei den Achteln auf der Veeh-Harfe nicht schnell genug mit. Ich habe es ihr vorgemacht und erklärt, sie hatte jedoch immer noch Schwierigkeiten damit. Wir haben dann genau diese kleine Passage mehrfach geübt. Es klappte jedoch nicht zuverlässig. Deshalb habe ich entschieden, dass wir für das Vorspiel am 24. September „Es war eine Mutter, die hatte vier Kinder" auswählen. Frau M. war damit einverstanden.

Sie wurde dann auch müde, die Konzentration ließ nach. Wir haben uns dann für den nächsten Tag verabredet. Die Pflegeperson meinte, eine frühere Uhrzeit wäre günstiger.

REFLEXION:

- Frau M. motivieren, dass sie keine Angst vor dem Vorspielen aufbauen soll.

8) DIENSTAG, 23. SEPTEMBER 2008, 16.30–17.30

TEILNEHMER: Frau M., Musikgeragogin
MITWIRKENDE (PASSIV): Pflegeperson

NOTENMATERIAL: wie bei Stunde 6

Wir haben das Vorspielstück „Es war eine Mutter, die hatte vier Kinder" mehrfach gespielt. Als Frau M. sich an den Tisch gesetzt hatte, musste sie jedoch gleich zur Toilette gehen. Ich hatte den Eindruck, dass sie etwas aufgeregt war, ob sie das Vorspiel wohl schaffen würde.

Es ging gut. Sie konnte es fehlerfrei spielen. Sie hat auch dazu gesungen. Die Pflegeperson erzählte, dass Frau M. schon heute Morgen gesungen hätte, um ihre Stimme zu stärken. Frau M. zweifelte immer noch, ob sie das Vorspiel schaffen würde. Ich habe sie motiviert und ihr gesagt, dass es heute ganz prima geklappt hat und dass sie sich keine Sorgen machen soll. Sie könne ja selbst entscheiden, ob sie spielen möchte.

9) MITTWOCH, 24. SEPTEMBER 2008, 15.30–17.00, SENIORENCLUB ST. SERVATIUS, VORSPIELNACHMITTAG

TEILNEHMER: ca. 30 Senioren, Frau M., Frau T., Ehepaar G. (Organisatoren), Musikgeragogin, Angehörige

Das Vorspiel von Frau M. hat gut geklappt. Sie war stolz, dass es ihr gelungen ist, und dass sie damit andere Teilnehmer motivieren konnte, das Veeh-Harfenspiel auch einmal auszuprobieren. Sie strahlte hinterher. Ich habe sie mit einer Begleitstimme begleitet. Nachher war sie sehr müde.

REFLEXION:

- Die Lichtverhältnisse im Saal waren schwierig. Schatteneffekte der Saiten auf den darunterliegenden Notenblättern treten auf und irritieren Personen mit eingeschränktem Sehvermögen.
- Dem Spielen von schnellen Tonfolgen mit größeren Intervallen sind Grenzen der Treffsicherheit gesetzt, da immer die gesamte Hand am Unterarm zur nächsten zu spielenden Saite bewegt werden muss. Diese rein technischen (nicht musikalischen) Rahmenbedingungen erhöhen für mental eingeschränkte Personen den Komplexitätsgrad des Musizierens mit der Veeh-Harfe über den der vorgelegten Musik hinaus. Deshalb ist die Unterrichtsmitschau wesentlich, um derartige Zusammenhänge zu erkennen und den Erfahrungsschatz des Musikgeragogen zu ergänzen.

STICHWORT:
Menschen mit dementiellem Syndrom ein Erfolgserlebnis vermitteln:

- ein Stück Normalität, Autonomie, Selbstbestimmtheit
- sich gleichwertig fühlen mit den anderen, auch wenn es **länger** gedauert hat, bis sich der Erfolg einstellt
- sich in der Gruppe wiederfinden

10) SONNTAG, 19. OKTOBER 2008, 17.15–18.45, HAUSMUSIK BEI FRAU M.

MITWIRKENDE: Frau M., Frau T., Musikgeragogin, Angehöriger (Sohn von Frau M.), Pflegeperson von Frau M.
INSTRUMENTE: 2 Veeh-Harfen (Standard), Yamaha Keyboard PSR 195, Violine, Claves

NOTENMATERIAL:

- Eurovisionsmelodie (Marc-Antoine Charpentier: Präludium des Te Deum) mit Text „Wir zupfen gemeinsam Töne" von Sibylle Hoedt-Schmidt
- Es war eine Mutter, die hatte vier Kinder, Begleitstimme hierzu arrangiert von Sibylle Hoedt-Schmidt
- Die Vogelhochzeit

Zu Beginn habe ich das bekannte Thema aus dem „Te Deum" von Marc-Antoine Charpentier vorgespielt und einen von mir dazu verfassten neuen Liedtext verteilt, so dass alle mitsingen konnten. Frau M. hat insbesondere gut mitgesungen.

Dann habe ich Noten für „Es war eine Mutter, die hatte vier Kinder" verteilt. Frau M. bekam die Melodiestimme, Frau T. eine Begleitstimme aus Grundtönen, ich spielte Akkorde auf dem Keyboard, und die Pflegeperson bekam eine Stimme für die Rhythmusbegleitung im ¾-Takt mit den Claves.

Das Stück hat gut geklappt und hat allen Beteiligten viel Spaß gemacht. Frau M. hat auch kräftig mitgesungen. Danach entstand eine Diskussion über den Text des Liedes. Frau M. sagte: „Blumen für den Frühling, für den Sommer den Klee, für den Herbst ... (das wusste sie nicht) und für den Winter?" Zusammen haben wir einen Text dann erarbeitet und ergänzt (Blätter und Schnee).

Das Lied „Es war eine Mutter, die hatte vier Kinder“ wurde mehrfach wiederholt. Anschließend wurden Noten für die „Vogelhochzeit“ verteilt. Hierbei bekam Frau M. die Melodiestimme, ihr Sohn die zweite Stimme dazu, ich wiederum die Begleitstimme für das Keyboard und die Pflegeperson eine Stimme für die Klanghölzer. Dieses Stück gestaltete sich im Zusammenspiel etwas schwieriger als das vorherige. Dies lag an den schnellen Achteln (Fiderallala ...), hiermit hatte Frau M. Schwierigkeiten, dabei wurde vor Aufregung auch mal die Reihenfolge der Töne vertauscht. Bis zur Hälfte des Stückes klappte es recht gut. Frau M. wurde dann auch müde. Der Versuch, mit der Geige die Melodie mitzuspielen, brachte nicht den erwünschten Erfolg.

8.2.5 Stundenprotokolle Herr N.

1) SONNTAG, 19. APRIL 2009, 15.00–15.45

Herr N. kam mit dem Rollator vom Wohnbereich in den Aufenthaltsraum. Er ist sehr still, redet nur wenige Worte. Fragen, die mit Ja oder Nein beantwortet werden können, sind besonders günstig. Er hat früher Akkordeon gespielt. Er mag sehr gerne: Volkslieder, Schlager, Operettenmelodien. Er spricht sehr kurze Sätze, bruchstückhaft einzelne Worte (ähnlich Frau T.). Er hat auch gerne Wanderlieder! Er kennt „Das Wandern ist des Müllers Lust“. „Die Forelle“ von Franz Schubert kennt er nicht. Das Lied „Froh zu sein bedarf es wenig“ eventuell. Herr N. möchte die Harfe nicht auf dem Schoß halten, das ist ihm zu schwer. Deshalb haben wir die Harfe mit Aufstellfuß eingesetzt.

NOTENMATERIAL:

- ANFANGSRITUAL: Eurovisionsmelodie (Marc-Antoine Charpentier: Präludium des Te Deum)
- EINSTIEGSPHASE: Echospiel (Da Capo Blatt 26)
Im Märzen der Bauer

Herr N. konnte einige Töne des „Echospiels“ spielen. Er hat zwischendurch auch einmal improvisiert: verschiedene Töne, zwei nebeneinander liegende Töne und weitere Töne, die höher lagen. Er ließ den Klang auf sich wirken. Das Schlussritual (Vorspiel) entfällt. Zwischendurch hatte es den Anschein, als ob Herr N. zur Toilette gehen wollte.

Ich habe einen Pfleger gerufen, aber Herr N. konnte sich nicht entscheiden.

Er trinkt gerne Kaffee mit Milch. Seine rechte Hand zittert etwas, wenn sie nichts zu tun hat. Herr N. zeigt leichte Ermüdungserscheinungen, er reibt sich die Augen. Er hat auch mal mit dem Daumen gespielt! Die linke Hand mag er nicht einsetzen, das ist feinmotorisch schwierig!

REFLEXION:

- Es ist wichtig, die richtige Handhaltung zu erklären!
- Nur die rechte Hand für das Anzupfen der Saiten einsetzen.
- Den Aufstellfuß bei der Harfe benutzen!

2) SONNTAG, 26. APRIL 2009, 15.30–16.30

Herr N. spielt die Veeh-Harfe mit Aufstellfuß. Er ist sehr motiviert.

NOTENMATERIAL:

- So ein Tag, so wunderschön wie heute
- Im Märzen der Bauer
- Pentatonik (Da capo Blatt 22): Begleittöne zu Pentatonik (Da capo Blatt 20/21)

ANFANGSRITUAL: Ich spiele ihm „So ein Tag, so wunderschön wie heute“ vor. Herr N. kennt diesen Schlager, er sagt: „Wunderbar.“ Das Volkslied „Im Märzen der Bauer“ kennt er auch. Das Lied ist aber zu schwer für ihn. Deshalb habe ich die Begleittöne zu Da capo Blatt 20/21 ausgewählt, das ist wie ein Echospiel!

Herr N. versucht, einzelne Töne zu spielen, manchmal improvisiert er auch. Ich habe ihm die Hand geführt und auf die schwarzen Punkte gezeigt. Er wurde müde beim Spielen, wollte aber nicht aufhören, sondern weiter üben! Er strahlte richtig, als ich mich von ihm verabschiedet habe, und freut sich schon auf das nächste Mal. Er schafft es, ungefähr 3–4 Töne zu spielen. Manchmal improvisiert Herr N. und lässt die Klänge auf sich wirken.

REFLEXION:

- Herr N. hat immer noch Schwierigkeiten mit der Handhaltung, dies beim nächsten Mal wieder erklären.
- Die Drehung des Arms ist wichtig.

- Spielen von unten nach oben mit dem Zeigefinger (Zupfen der Saite).
- Abfolge der Noten erläutern!

3) DONNERSTAG, 30. APRIL 2009, 15.30–16.30
Herr N. wurde gegen 15.30 Uhr in den Aufenthaltsraum gebracht.

NOTENMATERIAL:
- Pentatonik (Da capo Blatt 22)
- Im Märzen der Bauer

Auf meine Frage, ob ich ihm etwas vorspielen soll, antwortete er, dass er sofort selbst mit dem Veeh-Harfenspiel beginnen möchte. Ich habe noch einmal das Lied „Im Märzen der Bauer“ gewählt, da ich seine Erinnerung wachrufen wollte.
Zunächst habe ich Herrn N. die wichtigsten Aspekte für das Veeh-Harfenspiel erklärt:
- Handhaltung
- Armdrehung
- schwarze Punkte=Noten

Herr N. hat Schwierigkeiten, den Arm zu drehen, er versucht immer wieder, die Saite mit dem Finger von links nach rechts zu zupfen und nicht von unten nach oben. Er hat versucht, 2–3 Töne zu zupfen, aber ich hatte den Eindruck, dass das Lied für ihn noch zu schwer ist. Deshalb habe ich die Pentatonik (Da capo Blatt 22) ausgewählt. Das kam ihm bekannt vor (von der vorherigen Musikstunde). Heute hatte Herr N. Schwierigkeiten, mehr als 3 Töne hintereinander zu spielen. Ich habe ihm mehrfach ein Glas Wasser angeboten, er lehnte aber ab. Immer wieder waren die Handhaltung und Armhaltung nicht geeignet für das Zupfen, ich habe nun gefragt, ob ich ihm den Arm bzw. die Hand ein wenig führen dürfte. Ich durfte! Nach zweimaligem Demonstrieren und Mitführen der Hand gelang es Herrn N., Töne mit der richtigen Handhaltung zu zupfen.

Nach 3 Tönen spielte er weiter, aber er improvisierte selbst und ließ den Klang auf sich wirken! Dies zeigte sich auch in seinem Gesichtsausdruck. Er war ganz fasziniert vom Klang seiner gezupften Töne.

Zum Schluss der Stunde habe ich ihm zwei Stücke vorgespielt, die er beide kannte: „So ein Tag, so wunderschön wie heute“ und „Ach, ich hab' sie ja nur auf die Schulter geküsst“.

4) DONNERSTAG, 7. MAI 2009, 16.00–17.20

Herr N. wurde gegen 16.00 Uhr in den Aufenthaltsraum gebracht. Er machte den Eindruck, dass er sich auf die Musikstunde freute. Zu Beginn habe ich ihn gefragt, ob ich ihm etwas vorspielen soll. Er äußerte sich dahingehend, dass er gerne sofort selbst Veeh-Harfe spielen möchte. Es wurde die Pentatonik (Da capo Blatt 22) ausgewählt, wie bereits in der vorherigen Musikstunde. Auf meine Frage, ob er die Harfe auf den Schoß legen möchte, antwortete er „nein“. Es besteht das Problem, dass Herr N. mit seinem Arm mit Schwierigkeiten an die Saiten kommt. Er muss seinen Arm ganz bewusst drehen, so dass die Handinnenfläche nach oben zeigt.

Herr N. erzählt, dass sein Bruder Violine gespielt habe, er habe früher zusammen mit seinem Bruder Musik gemacht (Herr N. hat Akkordeon gespielt). Seine Augen strahlen.

Herr N. denkt manchmal lange nach, bevor er eine Saite anzupft. Immer wieder dreht er den Arm und zupft gerne von oben nach unten! Ich habe ihm die Handhaltung mehrfach vorgemacht und erklärt, den Arm nach Rückfrage in die richtige Haltung gedreht und die Hand beim Spielen geführt.

Herr N. schafft es, ca. 3 Töne hintereinander fehlerfrei zu spielen. Manchmal zupft er auch andere daneben liegende Saiten an. Zwischendurch haben wir etwas anderes gemacht: Farben erkennen und zuordnen, etc. Dies steigert offensichtlich seine Konzentrationsfähigkeit. Herr N. meint, er würde gerne das Instrument mitnehmen, um allein ein wenig üben zu können. Er ist sehr motiviert weiterzukommen. Manchmal macht Herr N. eine Denkpause. Man sieht richtig, wie er überlegt! Er summt manchmal die Melodie mit, er ist sehr musikalisch.

Ich habe den Eindruck, dass Herr N. im Vergleich zur ersten und zweiten Musikstunde deutlich mehr spricht und Vertrauen zu mir gewonnen hat. Am Schluss der Stunde habe ich ihm „Ich bin nur ein armer Wandergesell“ aus der Operette „Der Vetter aus Dingsda“ von Eduard Künneke vorgespielt. Er schien die Melodie zu kennen.

REFLEXION:

- Evtl. Ständer für die Veeh-Harfe ausprobieren, damit er den Arm nicht so weit nach oben halten muss.
- Der Aufstellfuß ist zwar gut geeignet, hat aber den Nachteil gegenüber der Schoßhaltung, dass die ganz oben liegenden Noten schlecht zu erreichen sind. Alternative ausprobieren!
- Noten so schreiben, dass die Melodie in der Mitte des Notenblattes angeordnet ist.
- Hand- und Armhaltung kontrollieren und immer wieder erklären.
- Abfolge der Töne erläutern.

5) DONNERSTAG, 14. MAI 2009, 15.45–17.15

Herr N. ist sehr motiviert, Veeh-Harfe zu spielen.

ANFANGSRITUAL: Ländler

Das Stück gefällt ihm gut. Dann haben wir die Pentatonik (Da capo Blatt 22) durchgenommen. Zunächst habe ich die Handhaltung erklärt. Dies ist sehr wichtig, da Herr N. immer wieder den Arm für die richtige Spielweise nicht dreht und die Saite von links nach rechts mit dem Zeigefinger zupft und nicht von unten nach oben! Es ging heute jedoch schon etwas besser. Es ist ein leichter Fortschritt zu bemerken. Die Abfolge der Töne scheint er verstanden zu haben, jedoch kommt es hin und wieder vor, dass er eine Note überspringt. Ich habe ihm auch erklärt, dass mehrere Punkte untereinander (vertikal) denselben Ton ergeben. Er tastet sich vorsichtig an die unterschiedlichen Stellen der Saite heran. Zwischendurch habe ich ihm gesagt, dass er Geduld mitbringen müsse, die Fortschritte würden langsam kommen. Dies sei so wie beim Erlernen des Geigenspiels. Auch hier würde zunächst die richtige Haltung der Geige einstudiert, dann eine Saite mit dem Bogen angestrichen. Er bestätigte, dass dies sehr schwer sei, denn er erzählte mir, dass sein Bruder auch Geige gespielt habe.

Nach kurzer Pause versucht Herr N. wieder, die Noten in der richtigen Abfolge zu zupfen. Es schleichen sich immer wieder kleine Fehler ein. Er ist in der Lage, ca. 4–5 Töne am Stück zu spielen. Unpraktisch ist, dass Herr N. die Veeh-Harfe mit dem Aufstellfuß benutzt, dadurch hat er Mühe, seinen Arm in der richtigen Haltung zu positionieren. Herr N. lehnt es aber nach wie vor ab, das Instrument auf den Schoß zu legen. Insgesamt ist festzuhalten, dass die Arm- und Handhaltung sich verbessert hat, aber er fällt immer wieder in diese Fehler zurück, besonders dann, wenn er müde wird und die Konzentration nachlässt. Ich frage ihn mehrfach, ob er mit dem Veeh-Harfenspiel für heute aufhören möchte. Er verneint dies, er möchte noch üben!

Nach eineinhalb Stunden wird die Musikstunde beendet, da der nächste Teilnehmer schon auf den Musikunterricht wartet.

REFLEXION:

- Übephasen einplanen!
- Kurze Zusammenfassung der Spielweise des Instruments geben.

6) DONNERSTAG, 21. MAI 2009, 16.30–17.45

ANFANGSRITUAL: Ländler

NOTENMATERIAL:

- Pentatonik (Da capo Blatt 22)
- Einfaches Echospiel
- Pentatonik (Da capo Blatt 21)
- Ländler Begleitstimme

Herr N. begrüßte mich mit freundlichem Lächeln. Ich habe den Eindruck, dass er sich sehr auf das Musizieren freut.

Zunächst habe ich ihm einen „Ländler" vorgespielt. Das Stück gefällt ihm gut. Dann haben wir uns darauf verständigt, uns die Pentatonik (Da capo Blatt 22) vorzunehmen. Ich habe ihm noch einmal die wichtigsten Prinzipien des Veeh-Harfenspiels erklärt:

- Armhaltung
- Handhaltung
- Zupfen, da, wo die schwarzen Punkte zu sehen sind
- Verbindungslinien zwischen den Noten.

Beim Vorspielen der Pentatonik (Da capo Blatt 22) summte Herr N. mit. Er hat das Stück wiedererkannt. Er fängt an zu zupfen, die ersten vier Töne gelingen manchmal. Hin und wieder überspringt er einen Ton.

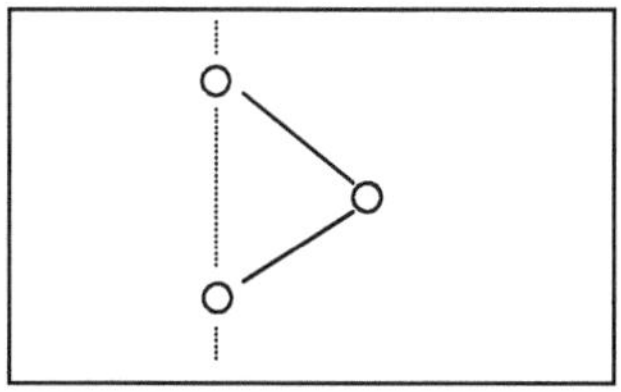

Er hat verstanden, dass Noten, die in der Musizierschablone auf einer Vertikalen untereinander angeordnet sind, dieselben Töne bedeuten. Dies habe ich ihm erklärt, und er hat dies auch ausprobiert. Zwischendurch spielt er auch gerne einen benachbarten Ton, er improvisiert und lässt den Klang auf sich wirken. Ich habe den Eindruck, er versucht genau zu verstehen, was passiert, wenn er eine Saite anzupft. Ab und zu muß ich seine Armhaltung korrigieren. Im Ganzen klappt es aber mit der Handhaltung besser. Er hat das Stück mehrfach wiederholt (meistens 4 Töne). Es schleichen sich gegen Ende der Stunde mehr Fehler ein, wenn seine Konzentrationsfähigkeit nachlässt. Ich habe auch die Begleitstimme zu dem Stück gespielt (Da capo Blatt 21). Es war nicht möglich, das Stück mit ihm zusammen ganz bis zum Ende durchzuspielen.

Zum Schluss habe ich ihm nochmal den „Ländler" vorgespielt und ihn gefragt, ob er eine einfache Begleitstimme dazu spielen möchte. Er war davon sehr angetan. Die Begleitstimme hat das Metrum eines ¾-Taktes, d.h. die betonte Zählzeit ist der Ton auf der Eins. Dies klappte mehr oder weniger gut, aber es machte ihm sichtlich Spaß. Er erzählte mir von seinem Akkordeon, das in seinem Zimmer steht. Als die Pflegerin ihn schließlich abholt, berichtet diese, dass Herr N. sich wieder viel mehr erinnert!

REFLEXION:

- Übephasen einbauen
- Wenige Noten spielen lassen (Noten schreiben)
- Dieses Stück beim nächsten Mal wiederholen!

7) Donnerstag, 28. Mai 2009, 15.10–16.15

Herr N. begrüßt mich lächelnd, er schien sich auf das Musizieren zu freuen. Zunächst habe ich ihm einen „Ländler“ vorgespielt. Das gefiel ihm sehr gut. Dann habe ich für heute ein leichtes Stück ausgewählt: „Einfaches Echospiel“. Die Noten wurden bewusst etwas weiter auseinander geschrieben. Zu Beginn klappte es ganz gut. Er konnte 2–3 Töne spielen. Allerdings hat er immer noch Schwierigkeiten mit der Handhaltung. Er dreht den Arm nicht, so dass sein Zeigefinger die Saite so anzupft, wie es bei der Tischzither oder Akkordzither üblich ist. Ich habe ihm die Hand- und Armhaltung sowie die Haltung des Zeigefingers erklärt und auch vorgemacht. Manchmal ist seine Haltung richtig, dann fällt er wieder in die andere Haltung zurück, die ihm offensichtlich bequemer erscheint. Es kann natürlich auch daran liegen, dass der Aufstellfuß die richtige Haltung des Zeigefingers erschwert.

Ein weiteres Problem ist das Zupfen der Noten in richtiger Reihenfolge. Immer wieder zupft er die daneben liegende Saite. Ich habe den Eindruck, dass er das Prinzip der Abfolge verstanden hat, es aber noch nicht vollständig umsetzen kann. Zeitweise habe ich ihm die Hand geführt, um die richtige Spielweise einzuüben. Dann sagte er mir, er habe Probleme mit seinem Gedächtnis. Als nächstes Stück habe ich dann das ihm bekannte Stück Pentatonik (Da capo Blatt 22) gewählt, er erkannte das Stück auch sofort wieder. Auch hier hatte er heute Probleme, die Abfolge der Töne richtig zu verfolgen. Ich habe den Eindruck, dass er ein Problem mit den Augen hat, und habe ihn gefragt, ob er denn früher eine Brille getragen habe. Er bejahte dies. Ich habe daraufhin die Pflegedienstleitung gefragt, ob Herr N. Sehstörungen hat. Hiervon war nichts bekannt, man wollte es aber abklären und evtl. den Augenarzt kommen lassen.

Nach mehrmaligen Durchgängen des Stückes (ca. 3–4 Töne maximal) kam Frau H. in den Aufenthaltsraum, und wir haben die Musikstunde dann auch bald beendet.

8) Donnerstag, 4. Juni 2009, 16.00–17.15

Anfangsritual: Ländler

Notenmaterial:

- Ländler

- Pentatonik (Da capo Blatt 22)
- Einfaches Echospiel

Herr N. kam heute mit dem Rollator in den Aufenthaltsraum. Er begrüßt mich sehr freundlich und redet sogar einige Worte.

Zu Beginn habe ich ihm den „Ländler“ vorgespielt. Er lächelte und bestätigte, dass ihm das Stück bekannt vorkommt. Dann habe ich ihm die Pentatonik vorgespielt, weil er das Stück sehr gut kennt und manchmal auch die Melodie mitsummt. Ich habe ihm die Handhaltung erklärt und die Abfolge der Töne erläutert. Er beginnt zu spielen, sehr langsam, man sieht ihm an, dass er nachdenkt! Er ist in der Lage, einige Töne zu spielen, allerdings stimmt die Reihenfolge der Töne nicht immer. Als ich merkte, dass er Schwierigkeiten hat, habe ich das Stück „Einfaches Echospiel“ genommen. Zwischendurch habe ich mit ihm eine Konzentrationsübung gemacht. Er wird sichtlich aufmerksam. Das Stück „Einfaches Echospiel“ klappte danach besser, weil die Konzentrationsfähigkeit dadurch zugenommen hatte. Ich habe den Eindruck, dass er das Prinzip der Spielweise verstanden hat, aber Schwierigkeiten hat, es zu behalten. Manchmal sagt er „Gedächtnis“ so, als ob ihm bewusst ist, dass er kognitive Einschränkungen aufweist.

9) Donnerstag, 11. Juni 2009, 16.45–18.00
Herr N. reagiert immer sehr freundlich bei der Begrüßung.

Notenmaterial:
- Einfaches Echospiel
- 4 Begleittöne

Er war in der Lage, einige Töne vom „einfachen Echospiel“ zu spielen. Allerdings ist die Reihenfolge noch nicht vollständig richtig.
Er spielt Noten, die von oben nach unten auf einer Linie stehen,

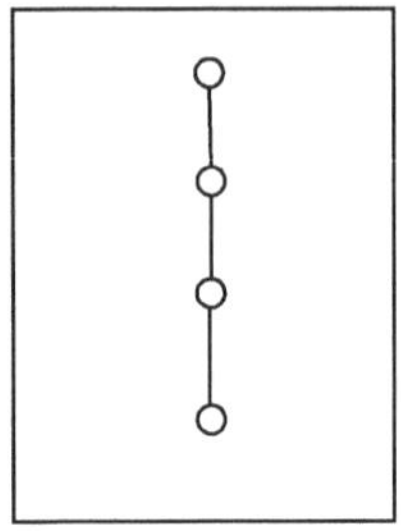

richtig auf einer Saite. Er hat verstanden, dass es sich hierbei um denselben Ton handelt! Der Wechsel zu einer anderen Saite ist immer noch schwierig. Manchmal improvisiert Herr N., es klingt recht gut.

Ich habe dann das Stück „4 Begleittöne“ genommen, das ich ihm vorbereitet hatte. Hier hat Herr N. auch alle Töne auf einer Saite richtig gespielt. Der Wechsel zur Saite links fällt ihm manchmal schwer (Sehstörung?).

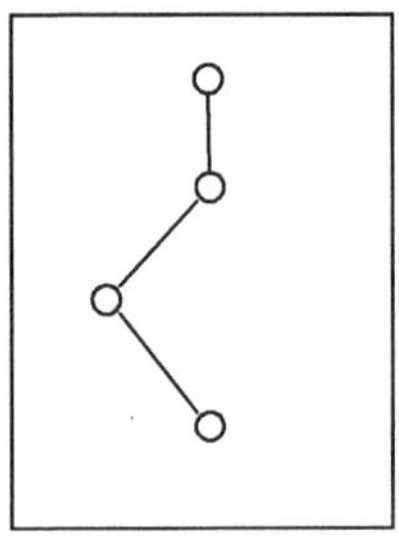

Als Frau E. in den Aufenthaltsraum kommt, wurde sie in die Musikstunde integriert. Die beiden wollten zusammen spielen.

NOTENMATERIAL:

- Ach, ich hab' sie ja nur auf die Schulter geküsst
- Es war eine Mutter, die hatte vier Kinder

Frau E. spielte die Melodiestimme jeweils zunächst zur Übung allein, dann spielte Herr N. die Begleitung dazu. Man konnte die Begleittöne auf der Bass/Tenorharfe gut heraushören.

Es machte beiden sichtlich Spaß, zusammen zu spielen. Frau E. musste jedoch etwas Geduld mitbringen, sie spielt im Gegensatz zu Herrn N. sehr schnell.

10) DONNERSTAG, 18. JUNI 2009, 15.00–17.30, VORSPIELNACHMITTAG
An diesem Nachmittag wurde ich von der Heimleitung spontan gebeten, ein gemeinsames Vorspiel mit allen Teilnehmern durchzuführen. Die Beschreibung befindet sich bei den Stundenprotokollen Frau H.

11) DONNERSTAG, 25. JUNI 2009, 16.00
Die Pflegerin teilte mir mit, dass Herr N. heute gerne eine Filmvorführung zu Ende sehen wolle, deshalb könne er nicht an der Musizierstunde teilnehmen.

8.2.6 Stundenprotokolle Frau T.

1) DONNERSTAG, 1. MAI 2008, 17.00–18.00
Anfang mit der Veeh-Harfe

- Instrument auf dem Schoß am Tisch angelehnt
- Richtige Handstellung
- Zupfen einer Saite
- Foto

2) DONNERSTAG, 22. MAI 2008, 18.30–18.45
Frau T. hat eine Saite gezupft, nachdem ich es ihr mit meiner Hand vorgemacht habe. Sie hat selbst improvisiert und mit der Handinnenfläche nach unten zu den Saiten mehrere Saiten zum Klingen gebracht, mit der anderen Hand hat sie abgedämpft.

3) SAMSTAG, 24. MAI 2008, 19.00–19.20
Frau T. hat Saiten gezupft. Sie hat 3 Saiten an den schwarzen Punkten gezupft. Es ist immer noch schwierig, die richtige Handstellung beizubehalten. Zum Zupfen wurde alternativ auch ein Plektrum benutzt. Frau T. streicht gerne über mehrere Saiten und lässt den Klang auf sich wirken.

4) SONNTAG, 25. MAI 2008, 19.00–19.30
Frau T. hat Saiten gezupft. Die Drehung der Hand ist immer noch schwierig.
REFLEXION:

- Evtl. Frau T. mit Plektrum spielen lassen, damit die Hand nicht gedreht werden muss.

- Orientierung an schwarzen Punkten war möglich.

5) MONTAG, 9. JUNI 2008, 21.00–21.30

NOTENMATERIAL:
- Echospiel (Da capo Blatt 26)
- Europahymne (Ludwig van Beethoven: Freude, schöner Götterfunken)

Frau T. hat in der richtigen Reihenfolge der Noten Saiten gezupft. 3 Saiten mit der rechten Hand. Sie hat auch improvisiert mit der linken Hand. Sie spielt mit dem Zeigefinger. Das Plektrum ist nicht mehr notwendig. Sie lässt den Klang mehrerer Saiten auf sich wirken. Sie lächelt hinterher nach der Stunde, es hat ihr Spaß gemacht. Ich habe ihr „Freude, schöner Götterfunken" vorgespielt, eine Melodie von Beethoven, und habe sie gefragt, ob sie das Lied kennt. Sie sagt „ja". Jetzt ist Frau T. müde. Ein Angehöriger von Frau T. schlägt den Rhythmus im $\frac{4}{4}$-Takt mit Handtrommel und Schlägel. Frau T. schlägt mit Handtrommel. Sie hat viele schnelle Schlagfolgen gemacht, immer rhythmisch.

6) MONTAG, 16. JUNI 2008, 19.00–19.25

NOTENMATERIAL:
- Echospiel (Da capo Blatt 26)
- Franz Schubert: Die Forelle

Ich habe Frau T. das „Echospiel" vorgespielt, danach das Thema der „Forelle" von Franz Schubert. Dann wollte Frau T. selbst spielen. Ich habe ihr erklärt, wie die rechte Hand zu halten ist und dass die Saiten da gezupft werden sollen, wo die schwarzen Punkte zu sehen sind. Frau T. wiederholt: „Spielen, wo die schwarzen Punkte sind." Dann fängt sie an zu spielen. Die ersten 4 Töne des „Echospiels" kann sie spielen. Der Rhythmus ist relativ gleichmäßig. Sie beendet das Spiel jeweils mit dem Zupfen mehrerer Saiten von rechts nach links. Sie freut sich, dass es diesmal so gut geklappt hat und lächelt. Sie wiederholt das Ganze noch einmal mit Streichen mehrerer Saiten am Schluss und dann sagt sie zufrieden: „Es ist genug." Nach der halben Stunde sitzt sie zufrieden im Sessel und lächelt.

REFLEXION:

- Meine Beobachtung ist, dass Frau T. das Neue schnell ermüdet.

7) DIENSTAG, 17. JUNI 2008, 19.30–20.00

NOTENMATERIAL:

- Eurovisionsmelodie (Marc-Antoine Charpentier: Präludium des Te Deum)
- Europahymne (Ludwig van Beethoven: Freude, schöner Götterfunken)
- Echospiel (Da capo Blatt 26)

Ich habe Frau T. gefragt, welche Wünsche sie für das Vorspiel auf der Veeh-Harfe hat. Zuerst die „Eurovisionsmelodie", diese erkannte Frau T. nicht. Dann „Freude, schöner Götterfunken", das hat Frau T. wiedererkannt. Dann wollte sie selbst spielen und äußerte den Wunsch, dass ich ihr das „Echospiel" noch vorspiele, bevor sie es selber versucht.
Ich habe eine kurze Einführung gegeben und die Bewegungen vorgemacht:

- die richtige Handstellung für das Zupfen mit der rechten Hand erläutert,
- Zupfen, da, wo die schwarzen Punkte sind.

Nun wollte Frau T. selbst zupfen. Sie beginnt, die ersten vier Noten in Abfolge zu spielen. Manchmal kommt sie mit dem Finger an eine andere Saite. Manchmal dreht sie die Hand beim Spielen. Bei der dritten Wiederholung spielt sie 8 Noten hintereinander. Alle gespielten Noten sind rhythmisch noch nicht gleichmäßig, manchmal scheint sie zu überlegen, und es entsteht eine kleine Pause.

Dann habe ich zum Schluss einige Lieder vorgespielt. „In Mutters Stübele" kennt sie nicht. Das Lied „Froh zu sein bedarf es wenig" erkennt sie, und ich frage, ob sie vielleicht mitsingen möchte. Sie nickt. Ich singe es einmal vor, dann formt sie die Lippen zu „froh", um mitzusingen. Sie hört dann aber auf. Sie ist jetzt müde.

8) Donnerstag, 19. Juni 2008, 19.00–20.00

Notenmaterial:

- Die Vogelhochzeit
- Europahymne (Ludwig van Beethoven: Freude, schöner Götterfunken)
- Echospiel (Da capo Blatt 26)

Frau T. ist heute müde vom gestrigen Ausflug. Sie möchte, dass ich ihr ein Lied vorspiele. („Vogelhochzeit", sie möchte mitsingen, dies geht heute aber nicht, sie ist dazu nicht in der Lage.)

Dann habe ich Beethovens „Freude, schöner Götterfunken" vorgespielt, danach das „Echospiel".

Heute habe ich Frau T. die Handstellung mehrfach erklären und vormachen müssen. Frau T. war müde. Sie hat heute viel improvisiert, mehrere Saiten zum Klingen gebracht. Sie hatte Schwierigkeiten, die Reihenfolge der schwarzen Punkte einzuhalten. An der Stelle, wo ein langer Strich ist, hat sie mehrere Saiten zum Klingen gebracht. Glissando!

Reflexion:

- Parallaxe spielt eine Rolle beim Zupfen der Saiten.

9) Mittwoch, 25. Juni 2008, 18.55–19.40

Notenmaterial:

- Franz Schubert: Die Forelle
- Echospiel (Da capo Blatt 26)

Frau T. möchte, dass ich ihr ein Schubertlied vorspiele: „Die Forelle". Ich habe darauf geachtet, dass sie mir beim Spielen richtig zugucken kann.

Folgende Erläuterungen wurden gemacht und die Bewegungsabläufe vorgespielt:

- das Zupfen mit der rechten Hand erklärt,
- Problem des nach außen gedrehten Unterarms demonstriert,
- gezeigt, wie man mit dem Zeigefinger zupfen kann.

Frau T. hat immer noch Schwierigkeiten, die richtige Handstellung beizubehalten. Beim „Echospiel" habe ich ihr mehrfach die Hand geführt, die Melodie (8 Töne) hat sie mit dem Zeigefinger gespielt. Dann wollte sie es allein versuchen. Es klappte teilweise. Manchmal hat sie die daneben liegende Saite getroffen (statt c cis gespielt). Ich habe sie gefragt, ob sie ein Problem mit den Augen hat. Sie wollte eine Brille anziehen. Es ging dann etwas besser. Sie war dann einmal in der Lage, 4 Töne hintereinander zu spielen. Danach war sie jedoch sehr müde. Zwischendurch hat sie ein bisschen improvisiert, irgendwelche Saiten gezupft.

REFLEXION:

- Wiederholen mit Zeigen, wo der nächste Ton ist, bringt etwas, sie macht es dann.

10) SONNTAG, 29. JUNI 2008, 19.25–19.55

NOTENMATERIAL:

- Franz Schubert: Die Forelle
- Echospiel (Da capo Blatt 26)

Auf Wunsch wurde die „Forelle" von Franz Schubert vorgespielt. Ich habe wichtige Dinge für das Veeh-Harfen-Spiel zusammengefasst und vorgemacht:

- richtige Handstellung
- Zupftechnik
- schwarze Punkte
- Linie, entlang welcher gezupft werden soll.

Zuerst habe ich Frau T. die Hand geführt beim Zupfen, dann habe ich das Führen der Hand ein wenig gelockert und noch einmal die Hand geführt und die Melodie zupfen lassen. Das Ganze wurde mehrmals wiederholt. Dann habe ich mit meinem Zeigefinger auf den schwarzen Punkt gezeigt und habe Frau T. zupfen lassen. Ich habe immer auf den nächsten Punkt gezeigt. Das klappte recht gut. Dieses Vorgehen wurde auch mehrmals wiederholt.

Einmal war eine kurze „Ladehemmung" zu bemerken. Dann ging es wieder weiter. Die Reaktion und das Spiel wurden aber langsamer.

Frau T. wurde allmählich müde. Nach dem Veeh-Harfenspiel sitzt sie zufrieden lächelnd in ihrem Sessel.

REFLEXION:

- Wiederholen der essentiellen Dinge ist wichtig!
- Übephase einbauen.

11) MONTAG, 30. JUNI 2008

Frau T. hat mir abends mitgeteilt, dass sie gerne heute Veeh-Harfe gespielt hätte. Es würde ihr gut tun.

12) DIENSTAG, 1. JULI 2008, 19.25–20.05

NOTENMATERIAL:

- Franz Schubert: Die Forelle
- Echospiel (Da capo Blatt 26)
- Oh wie wohl ist mir am Abend

Ich habe zuerst die „Forelle" von Franz Schubert vorgespielt. Ich habe sie gefragt, ob sie das kennt und ob sie mitsingen möchte. Das Letztere wurde verneint.

Dann habe ich das „Echospiel" einmal vorgespielt, und wir haben es zweimal zusammen gespielt, indem ich ihre Hand geführt habe (zunächst auch ein bisschen den Zeigefinger). Dann haben wir zusammen einen Durchgang (8 Takte) gemacht, indem ich nur die Hand ein wenig unterstützt habe. Frau T. hat mit dem Zeigefinger selbst die Saite gezupft.

Ich habe noch einmal die Zupftechnik und die Handstellung erklärt und vorgemacht, auch die Funktion der schwarzen Punkte auf der Spielschablone. Dann hat sie versucht, allein zu zupfen. Nach 3 richtigen Tönen wurde die benachbarte Saite gezupft. Ich habe Frau T. gefragt, ob sie eine Brille tragen möchte. Sie bejahte dies.

Mit Brille hat Frau T. 3 Töne richtig hintereinander gezupft, ohne dass ich die Töne gezeigt oder die Hand geführt habe. Dies gelang zweimal. Dann merkte ich, dass sie müde war. Sie wollte aufhören.

Ich habe ihr dann noch das Lied „Oh wie wohl ist mir am Abend" vorgespielt und sie gefragt, ob sie das Lied kennt und mitsingen möchte. Sie kennt das Lied und formte die Lippen beim ersten Wort „Oh".

Das war es dann aber auch. Wir haben das Lied gemeinsam gezupft, und ich habe dabei gesungen.

REFLEXION:

- Wiederholen ist wichtig! Dabei scheint sich diese Reihenfolge zu bewähren:
  1) Mehrmals zusammen spielen und dabei die Hand führen!
  2) Allein spielen lassen und dabei nur auf die schwarzen Punkte zeigen!
  3) Allein spielen lassen und **nicht** zeigen!

Frau T. bestätigt mir, dass sie vor der Musizierstunde immer etwas aufgeregt ist. Sie lächelt und ist zufrieden, dass es so gut geklappt hat. Sie möchte jetzt aber fernsehen: Tierärztin Dr. Mertens, eine Serie der ARD.

13) SONNTAG, 6. JULI 2008, 19.00–20.05

NOTENMATERIAL:

- Franz Schubert: Die Forelle
- Echospiel (Da capo Blatt 26)

Zuerst habe ich Frau T. die „Forelle" vorgespielt, dann das „Echospiel". Wiederholen der wichtigsten Punkte, die beim Veeh-Harfenspiel beachtet werden müssen (Erklären und Vormachen):

- richtige Handstellung
- Zupfen der Saite
- schwarze Punkte
- Linie, die die schwarzen Punkte verbindet, bedeutet die Reihenfolge, in der gezupft werden soll.

Dann wollte Frau T. zupfen. Zuerst habe ich ihr die Hand mit dem Zeigefinger geführt, dann hat sie die Noten mit dem Zeigefinger allein gezupft, und ich habe ihre Hand nur noch wenig geführt. (Zweimal wiederholt.) Dann habe ich ihr die schwarzen Punkte in der Reihenfolge mit meinem Zeigefinger entlang der Linie gezeigt. Danach hat Frau T. allein in der Reihenfolge der schwarzen Punkte gezupft. Es waren nur 1 bis 2 Fehler festzustellen, d.h. sie hat mal eine Note übersprungen. Es war immer die Note, die auf einer senkrechten Linie stand, also dieselbe Saite! Ich hatte den Eindruck, dass sie nicht verstanden hatte, dass diese Note wieder gezupft werden sollte. Daraufhin habe ich zweimal an der fehlerhaften Stelle die Hand geführt und noch ein weiteres Mal mit meinem Zeigefinger die Abfolge gezeigt. Dann hat Frau T. diese Stelle fehlerfrei gespielt!

Danach habe ich Frau T. gebeten, noch einmal die gesamte Stelle, 8 Noten des „Echospiels", zu spielen. Es ist fast gelungen, bis auf eine fehlende Note. Beim nochmaligen Wiederholen fing Frau T. an, mehrere Saiten hintereinander zu zupfen. (Improvisieren!) Dies ist bei ihr offenbar das Zeichen, dass sie müde ist. Ich habe sie gefragt, ob sie müde sei und aufhören möchte. Sie bejahte dies. Während der Stunde hat sie auch einige Worte gesprochen.

Sie lächelt den ganzen Abend und ist sehr zufrieden, dass sie heute so viel Erfolg beim Harfenspiel hatte.

REFLEXION:

- Verbindungslinie von Note zu Note genau erklären.
- Vorsicht: Franz Schuberts „Forelle" enthält an mehreren Stellen Glissandi über mehrere Saiten. Offenbar macht Frau T. genau dieses Muster nach!

14) MITTWOCH, 9. JULI 2008, 19.45–20.15

NOTENMATERIAL:

- Echospiel (Da capo Blatt 26)

Frau T. wollte, dass ich ihr das „Echospiel" vorspiele, damit sie gleich selbst Harfe spielen kann. Sie konnte es gar nicht abwarten, bis ich ihr alles erklärt und vorgemacht habe. Sie fing auch gleich an zu spielen. Die Handhaltung war am Anfang nicht ganz korrekt. Ich habe sie gefragt, ob ich ihr zuerst noch die Hand führen solle. Sie stimmte zu. Die ersten beiden Teile habe ich ihre Hand geführt und sie allein anzupfen lassen. Dann spielte sie selbständig und sehr schnell.

Im ersten Teil waren kleine Fehler in der Reihenfolge. Dann spielte sie auch den zweiten Teil relativ gut. Im nächsten Durchgang habe ich auf die Punkte gezeigt, die gespielt werden sollen. Manchmal trifft Frau T. nicht die richtige Saite. Zwischendurch spielt sie auch mehrere Saiten als Glissando (Improvisation). Sie lässt den Klang der Harfe auf sich wirken. Sie ist heute sehr reaktionsschnell und selbständig. Sie hat den zweiten Teil des Stückes selbst erarbeitet, diesen Teil hatte ich noch nicht mit ihr durchgenommen. Frau T. hat inzwischen das Konzept gut verstanden und konnte es rekapitulieren, so dass es ihr gelungen ist, den zweiten Teil gleich weiterzuspielen. Frau T. hat heute auch mehr gesprochen als sonst.

REFLEXION:

- Stück für Frau T. auswählen, evtl. ein Lied, das sie kennt: „Froh zu sein bedarf es wenig“. Evtl. auch ein kleines Stück aus der Barockzeit. Offenbar war der Wiedererkennungswert des „Echospiels“ auch mitverantwortlich für den heutigen Erfolg.

15) SAMSTAG, 12. JULI 2008, 19.45–20.25

NOTENMATERIAL:

- Franz Schubert: Die Forelle
- Echospiel (Da capo Blatt 26)
- Robert Schumann: Ein Choral

Zwei Stunden vor der Musizierstunde hat Frau T. mit einem Angehörigen ein Ballspiel gemacht. Das Ballwerfen funktionierte sehr gut.

Zuerst habe ich Frau T. die „Forelle“ von Franz Schubert auf der Veeh-Harfe vorgespielt. Dann habe ich zur Erinnerung an die vorherige Stunde das „Echospiel“ ganz mit allen Wiederholungen vorgespielt. Nun wollte Frau T. auf der Veeh-Harfe spielen.

Zunächst habe ich mit ihr das ganze Stück zusammen gespielt und ihr dabei die Hand geführt. Dann habe ich auf die schwarzen Punkte gezeigt, und Frau T. hat gezupft. Das klappte gut. Nun wollte Frau T. es allein versuchen.

Im ersten Teil war ein Fehler in der Reihenfolge, sie hat einen schwarzen Punkt übersprungen, der nächste Punkt lag genau senkrecht unter dem vorherigen Punkt. Ich habe es ihr nochmals gezeigt.

Der zweite und dritte Teil gelang mit Zeigen auf die Noten recht gut. Im nächsten Durchgang, den sie ohne Hilfe allein spielte, hörte Frau T. nach ein paar Tönen auf und überlegte, dann strich sie über mehrere Saiten und ließ den Klang auf sich wirken (Improvisation). Es hörte sich ganz gut an! Frau T. findet die richtige Handstellung selbst, beim Streichen über die Saiten hat sie die Hand gedreht, ebenso beim Zupfen. Heute war Frau T. schnell müde und wollte dann aufhören. Sie freute sich aber, dass ich ihr noch etwas vorspielte: Zum Schluss habe ich einen Choral von Robert Schumann für sie gespielt.

16) Mittwoch, 16. Juli 2008, 18.25–19.15
(ca. 17.00 Ballwerfen mit Frau T.)

Notenmaterial:

- Franz Schubert: Die Forelle
- Echospiel (Da capo Blatt 26)
- Froh zu sein bedarf es wenig

Zunächst habe ich Frau T. die „Forelle" vorgespielt, dann das „Echospiel". Nun wollte Frau T. selbst spielen. Zunächst habe ich wichtige Aspekte des Harfenspiels wiederholt und vorgemacht: Handhaltung, Zupftechnik, Noten etc.

Dann habe ich wie immer das erste Mal mit ihr zusammen gespielt, d.h. ihre Hand geführt. Danach hat sie den ersten Teil des „Echospiels" allein gespielt: Es ist immer noch ein Abfolgefehler im Spiel. Ich habe ihr diese Stelle noch einmal gezeigt, und Frau T. hat sie richtig wiederholt. Im ersten Teil des Stückes schleicht sich dieser Abfolgefehler allerdings immer noch ein.

Dann hat Frau T. den zweiten Teil gespielt. Auch hier kleine Fehler, aber recht gut. Zum dritten Teil sind wir nur kurz gekommen. Frau T. hat Schwierigkeiten, am unteren Rand der Musizierschablone zu spielen. Zwischendurch hat sie auch wieder schön improvisiert und die Klänge auf sich wirken lassen. Dann wollte sie „Froh zu sein bedarf es wenig" spielen. Hier gibt es auch das Problem, ganz unten die Noten zu erkennen, wenn das Instrument auf dem Schoß aufliegt und an die Tischkante gelehnt wird. Daraufhin habe ich ein Kissen unter die Veeh-Harfe gelegt. Damit ging es etwas besser. Aber sie war dann auch müde, ihre Konzentration ließ nach. Zwischendurch hat sie öfter improvisiert, interessante Tonfolgen nicht nur in einer Richtung.

Reflexion:

- Evtl. Harfe mit Aufstellfuß ausprobieren.

- Sonst Kissen auf den Schoß legen, um die Höhe der Harfe zu justieren.
- Handgeschriebene Noten sind auch einsetzbar.
- Evtl. zweite Harfe hinzunehmen, zusammen spielen.
- Evtl. Eurovisionsmelodie (Marc-Antoine Charpentier: Präludium des Te Deum)
- Bruder Jakob
- Verrutschen der Musizierschablone verhindern!

17) FREITAG, 18. JULI 2008, 19.30–20.45
(vorher Ballspiel 18.30)

NOTENMATERIAL:
- Franz Schubert: Die Forelle
- Froh zu sein bedarf es wenig
- Echospiel (Da capo Blatt 26)

Stimmen der Veeh-Harfen auf 442 Hz für Zusammenspiel (bis ca. 20.00 Uhr).
- Veeh-Harfe mit Aufstellfuß für Frau T. ausprobiert.
- Zuerst „Die Forelle“ von Franz Schubert vorgespielt, dann „Froh zu sein bedarf es wenig“.
- Handgeschriebene Noten

Frau T. hatte Schwierigkeiten, mit der Hand an die Saiten zu kommen, wenn die Veeh-Harfe mit Aufstellfuß **auf** dem Tisch steht. Also wurde das Instrument wieder wie bisher auf den Schoß gestellt.

Zuerst habe ich das Lied mit ihr zusammen gespielt (die Hand geführt), dann auf die schwarzen Punkte gezeigt, und dann hat sie allein gespielt. Es klappte ganz gut.

Aber, wenn zwei Noten untereinander notiert sind und dazwischen ein Ton nach links oder rechts abweicht, springt Frau T. zur darunterliegenden Note und überspringt die nächstliegende Note:

▪↓

Dieser Ton wird übersprungen → ▪

▪↓

„Echospiel“: Ich habe ihr dann die Abfolge (Reihenfolge) der schwarzen Punkte mit den verbindenden Linien nochmals genau erklärt. Aber sie wiederholte den gleichen Fehler. Ich habe Frau T. gefragt, ob sie meine Erklärung, in welcher Reihenfolge gespielt werden soll, verstanden habe. Sie sagte: „Nein.“ Ich habe es noch einmal erklärt und vorgemacht, sie schien es zu verstehen und machte es dann richtig.
PROBLEM: Imitationslernen ist gut, aber die Vorgehensweise (Reihenfolge der Noten) wurde **nicht** verstanden: Der gleiche Fehler wurde immer wieder gemacht. Frau T. hatte es bislang nicht hinterfragt, warum sie die Töne in dieser Abfolge spielt. Frau T. hat heute lange durchgehalten!
EXKURS: Yehudi Menuhin hat als Kind das Geigespielen sicherlich auch durch Abgucken gelernt, später wusste er **nicht** zu sagen, wie er es gemacht hat und musste folglich manches neu lernen.
REFLEXION:

- Nochmal auf Reihenfolge der Töne achten und erklären, evtl. mit einfacherem Notenbeispiel.
- Echospiel (Da capo Blatt 26)

18) SONNTAG, 20. JULI 2008, 19.45–20.25

NOTENMATERIAL:

- ANFANGSRITUAL: Franz Schubert: Die Forelle
- HAUPTPHASE: Echospiel (Da capo Blatt 26)
- SCHLUSSPHASE: W. A. Mozart: Andantino

Zuerst habe ich Frau T. die „Forelle“ vorgespielt und sie gefragt, ob sie das Stück wiedererkannt habe. Sie sagt: „Ja.“

Dann habe ich ihr das „Echospiel“ vorgespielt, die wichtigen Aspekte für das Veeh-Harfenspiel rekapituliert und vorgemacht: Noten sind schwarze Punkte auf dem Notenblatt. Die Abfolge der Noten ist durch eine Verbindungslinie zwischen den Punkten vorgegeben. Das Zupfen der Saite über den Notenpunkten mit dem Zeigefinger erfolgt von unten nach oben.

Nun habe ich Frau T. gefragt, ob sie die Saiten sofort **allein** zupfen möchte oder ob ich ihr zunächst die Hand führen soll. Sie wollte es allein versuchen. Ich sollte ihr allerdings auf die Noten zeigen!

Das Zupfen von Frau T. klappte prima, manchmal hatte ich das Gefühl, als ginge ihr das Zeigen der nächsten Note nicht schnell genug, sie hatte ihren Zeigefinger schon auf der nächsten Saite.

Frau T. hat das ganze Stück, alle drei Teile, mit meinem Zeigen gespielt! Dann wollte sie es allein versuchen. Es klappte sehr gut! Bis auf einen kleinen Abfolgefehler (siehe Stunde 17). Dann habe ich Frau T. den Fehler erklärt und durch Zeigen diese kleine Passage mehrmals wiederholt. Dann hat sie es ohne Zeigen richtig gespielt!

Danach hat Frau T. alle drei Teile allein gespielt. Der erste Teil war nun fehlerfrei. Im zweiten Teil des Stücks unterbrach sie mit einer kleinen Improvisation. Der dritte Teil hörte bei ihr kurz vor dem Ende auf.

Dann hat sie das Ganze nochmals wiederholt. Diesmal gelang der erste und zweite Teil des Stücks gut. Im dritten Teil hörte sie dann aber plötzlich auf und spielte erst nach einer kleinen Verzögerung wieder weiter. (Sie kniff an dieser Stelle die Augen zusammen und hatte danach die Orientierung verloren. Sie fand nicht die Stelle, wo sie aufgehört hatte, sondern sie spielte ein, zwei Töne später weiter!) Ihre Konzentration ließ nach, sie war müde. Ich habe sie gefragt, ob sie aufhören möchte: „Ja!"

Danach habe ich ihr noch ein Stück von Mozart vorgespielt. (Auch ich habe mich dabei einmal vertan und eine falsche Note gespielt.) Ich habe Frau T. gesagt: Es passiert mir auch, dass ich eine Note überspringe, und deshalb spiele ich es nun noch einmal vor. Frau T. war sehr zufrieden und lächelte später, sie freute sich, dass es eine gute Stunde gewesen war.

REFLEXION:

- Frau T. evtl. mit Instrument allein spielen lassen und von weitem beobachten.
- Echospiel im Rhythmus spielen.

19) SONNTAG, 3. AUGUST 2008, 19.30–20.00

NOTENMATERIAL:

- ANFANGSRITUAL: Franz Schubert: Die Forelle

- HAUPTPHASE: Echospiel (Da capo Blatt 26), Es war eine Mutter, die hatte vier Kinder
- SCHLUSSRITUAL: Robert Schumann: Ein Choral

Ich habe Frau T. eine Weile gewähren lassen, um ihr die Möglichkeit zu geben, die Veeh-Harfe allein zu spielen. Es passierte lange Zeit nichts. Dann habe ich versucht, ihr das Zupfen mit dem Finger zu zeigen. Es ging heute sehr langsam. Ich habe ihr nur den Anfang gezeigt. Dann hat sie drei Töne gespielt und aufgehört. Ich habe mehrmals versucht, ihr mit dem Finger die nächste zu spielende Note zu zeigen. Wenig Reaktion von Frau T. Ich habe Frau T. gefragt, ob sie müde sei. Sie wollte lieber aufhören.

Vorher hatte ich versucht, ihr ein neues Lied beizubringen: „Es war eine Mutter, die hatte vier Kinder". Sie kneift häufig mit den Augen. Es ist schwer abzuschätzen, ob sie heute gut sehen kann. Sie hat gegenwärtig eine Augeninfektion, die behandelt wird. Insgesamt ist sie müde, sie hat eine schwere Allergie hinter sich.

20) MITTWOCH, 6. AUGUST 2008, 20.30–21.00

NOTENMATERIAL:
- EINSTIEGSPHASE: Franz Schubert: Die Forelle, Es war eine Mutter, die hatte vier Kinder
- HAUPTPHASE: Es war eine Mutter, die hatte vier Kinder, Echospiel (Da capo Blatt 26)
- SCHLUSSPHASE: Robert Schumann: Ein Choral zweistimmig

Frau T. freute sich, dass ich ihr die „Forelle" vorgespielt habe. Danach habe ich das Lied „Es war eine Mutter, die hatte vier Kinder" vorgespielt.

Nun wollte Frau T. beginnen. Die Handhaltung ist heute schwierig. Es lief zunächst nicht gut. Ich habe ihr deshalb die Hand geführt, um sie wieder an die Abfolge der Noten zu gewöhnen. Frau T. hatte leichte Startschwierigkeiten. Nach mehrmaligem Zeigen und Demonstrieren war Frau T. in der Lage, etwa fünf Töne hintereinander zu spielen. Ich habe dann auf das „Echospiel" gewechselt, was ihr noch gut in Erinnerung war.

21) SONNTAG, 10. AUGUST 2008, 18.00–19.15

NOTENMATERIAL:

- EINSTIEGSPHASE: Franz Schubert: Die Forelle
- HAUPTPHASE: Echospiel (Da capo Blatt 26)
- SCHLUSSPHASE: O wie wohl ist mir am Abend

Heute klappte das Veeh-Harfenspiel wieder viel besser. Frau T. war gut in Form. Sie konnte mehrere Töne in der Reihenfolge richtig spielen. Dann habe ich versucht, ihr den 4/4-Takt zu erklären, und dass wir zusammen im Rhythmus spielen wollen. Ich habe auf einem zweiten Instrument mitgespielt. Mit etwas Verzögerung spielte Frau T. mit. Später hat sie aber immer auf mich geschaut und nicht mehr mitgespielt. Wir haben dann zusammen die Stellen, wo übersprungene Töne waren, geübt. Ich habe ihr die Harfe etwas weiter nach rechts gesetzt, damit sie die Töne auf der linken Seite besser spielen kann.

Zwischendurch hat Frau T. etwas improvisiert. Gesamteindruck: Frau T. hat sich sehr viel Mühe gegeben, wurde aber schnell müde, die Konzentration ließ schnell nach, und es passierten kleinere Fehler. Sie hat heute verhältnismäßig sehr lange durchgehalten.

REFLEXION:

- Übephase einplanen
- Sitz der Veeh-Harfe bzw. des Notenblattes justieren, so dass der Notentext dem Sichtfeld von Frau T. angepasst wird.
- Rhythmusgefühl vermitteln

22) DIENSTAG, 12. AUGUST 2008, 21.30–22.00

NOTENMATERIAL:

- Pentatonisches Stück
- O wie wohl ist mir am Abend
- Franz Schubert: Die Forelle

Frau T. hatte Lust, heute Abend noch Veeh-Harfe zu spielen. Sie wollte einfach mal ausprobieren, ohne Anleitung. Sie hat viel improvisiert. Sie strich mit dem Finger über mehrere Saiten. (So ähnlich wie das Glissando bei der „Forelle" von Franz Schubert am Anfang: „Bach rauschen".) Frau T. konnte sich daran erinnern. Ich habe ihr ein kurzes pentatonisches Stück gegeben (5 Töne):

C-Dur: C D E G A
G-Dur: G A H D E

Frau T. probierte die Töne aus, spielte einmal den fehlenden Ton C mit! Sie war in der Lage, alle Töne richtig zu zupfen. Es machte ihr sichtlich Spaß. Zwischendurch hat sie mehrere Saiten hintereinander mit dem Finger gestrichen, und sie ließ den Klang auf sich wirken. Zum Schluss habe ich auf ihren Wunsch „O wie wohl ist mir am Abend" gespielt und gesungen. Ich hatte den Eindruck, dass sie den ersten Ton mitgesummt hat. Anschließend habe ich ihr auf Wunsch noch die „Forelle" vorgespielt.

23) MITTWOCH, 13. AUGUST 2008, SENIORENCLUB ST. SERVATIUS, 14.00–17.00

Ankündigung des Harfenvorspiels und Schnupperkurses zum Kennenlernen im September durch Frau G. und mich. Es war reges Interesse vorhanden. Zwei Damen hatten Erfahrung mit Tischzithern. Frau Z. (spielt auch Klavier, stammt aus einer sehr musikalischen Familie) möchte auf jeden Fall mitspielen! Von früher berichtet sie, dass es schwierig sei, den Rhythmus einzuhalten.

24) SONNTAG, 17. AUGUST 2008, 18.30–19.30

NOTENMATERIAL:

- ANFANGSPHASE: Franz Schubert: Die Forelle
- HAUPTPHASE: Pentatonik (Da capo Blatt 10), Echospiel (Da capo Blatt 26), Es war eine Mutter, die hatte vier Kinder
- SCHLUSSPHASE: Robert Schumann: Ein Choral

Frau T. war in der Lage, die fünf Töne der „Pentatonik" abzuspielen. Danach habe ich das „Echospiel" genommen. Frau T. konnte den ersten Teil fehlerfrei spielen. Bei den Wiederholungen schlichen sich kleine Fehler ein (z.B. ein Ton ausgelassen, Stück nicht zu Ende gespielt).

Der Rhythmus war heute relativ gleichmäßig. Das Stück „Es war eine Mutter, die hatte vier Kinder" konnte Frau T. spielen. Sie hatte sofort verstanden, dass zwei Punkte untereinander dann auch zweimal gespielt werden müssen und dass es derselbe Ton ist. Es klappte heute im Ganzen recht gut, wenngleich sie manchmal plötzlich müde wird und aufhört zu spielen oder über mehrere Saiten streicht. Sie improvisiert gerne und lässt den Klang auf sich wirken.

Später haben wir zu zweit gespielt („Echospiel"). Zeitweilig konnten wir parallel spielen, manchmal waren die Töne von Frau T. verzögert.

Ich habe den Eindruck, dass Frau T. heute einen Sprung nach vorne getan hat. Sie hat die Plateauphase überwunden. Die Noten verrutschen oft. Deshalb habe ich sie heute festgeklebt. Frau T. war heute Abend sehr aufmerksam, sie hat auch gesprochen.

REFLEXION:

- Das Glissando bei der „Forelle" im Vorspiel könnte Frau T. dazu veranlassen, dies selbst auch auszuprobieren. → Evtl. beim nächsten Vorspiel weglassen!
- Noten festkleben

25) FREITAG, 22. AUGUST 2008, 20.30–21.10

NOTENMATERIAL:

- Echospiel (Da capo Blatt 26)
- Pentatonik (Da capo Blatt 22) (Frau T.)
- Pentatonik (Da capo Blatt 21) (Musikgeragogin)

Frau T. war in der Lage, Blatt 22 von Da capo fehlerfrei von oben bis unten zu spielen. Gegen Ende des Stücks schwankte der Rhythmus etwas. Es hat ihr Spaß gemacht.

Dann habe ich dazu eine passende Melodie gespielt (Da capo Blatt 21). Dies hat Frau T. aber nicht ganz durchgehalten. Sie improvisierte dann mit Glissando und war anscheinend doch etwas irritiert, dass ich etwas anderes spielte. Dann habe ich das ihr bekannte „Echospiel" genommen. Dieses Stück haben wir dann zusammen gespielt. Es gelangen aber nur noch wenige Töne, denn Frau T. war nun müde.

REFLEXION:

- Frau T. ist in der Lage, Noten auf der Veeh-Harfe abzuspielen! Sie hat das Prinzip gut verstanden.
- Wichtig ist auch, ein Stück zu wählen, in dem die Noten nicht sehr weit auseinander liegen, denn Frau T.s Sehfeld ist anscheinend begrenzt. Sie dreht den Kopf nicht, um die Noten zu erkennen. Ich habe das Notenblatt nach rechts verschoben, Tonart G-Dur nach A-Dur, um zu erreichen, dass Frau T. die Noten besser lesen kann in ihrem Sehfeld!
- Frau T. macht gute Fortschritte!

26) SAMSTAG, 23. AUGUST 2008, 21.30–22.00

NOTENMATERIAL:

- Pentatonik (Da capo Blatt 22): Begleittöne zu Pentatonik (Da capo Blatt 20/21)

Frau T. hat das Stück Da capo Blatt 22 mit mir zusammen gespielt, fast bis zum Ende. Am Anfang war es recht gut zusammen. Später verzögerte sich ihre Reaktion etwas.

Beim Wiederholen des Stückes schlichen sich Fehler ein. Sie war dann sehr schnell müde, was man insbesondere am gehäuften Zusammenkneifen der Augen bemerken kann. Sie beginnt dann auch, Glissando zu spielen oder irgendwelche Töne zu zupfen. D.h., ihre Konzentration lässt nach! Der Versuch, das Stück mit ihr im Rhythmus zu spielen, gelang nur für einige Töne.

REFLEXION:

- Ermüdungsphase bedenken. Sofort zur Sache kommen.

27) MONTAG, 25. AUGUST 2008, 20.00–20.40

NOTENMATERIAL:

- Pentatonik (Da capo Blatt 22): Begleittöne zu Pentatonik (Da capo Blatt 20/21)

Das Notenblatt wurde mit Klebeband fixiert und die Harfe nach rechts verschoben, damit Frau T. Blick auf den Notentext hat.

Frau T. war heute sehr motiviert. Sie konnte die Töne hintereinander spielen. Manchmal fehlte ein Ton, oder sie hat einen Ton übersprungen (Konzentrationsmangel?) Wir haben dann Da capo Blatt 22 zusammen gespielt. Es klappte prima, manchmal war Frau T. nicht im Rhythmus.
EXKURS: Wir hatten vorher eine Rhythmusübung für den 4/4-Takt mit den Füßen gemacht:

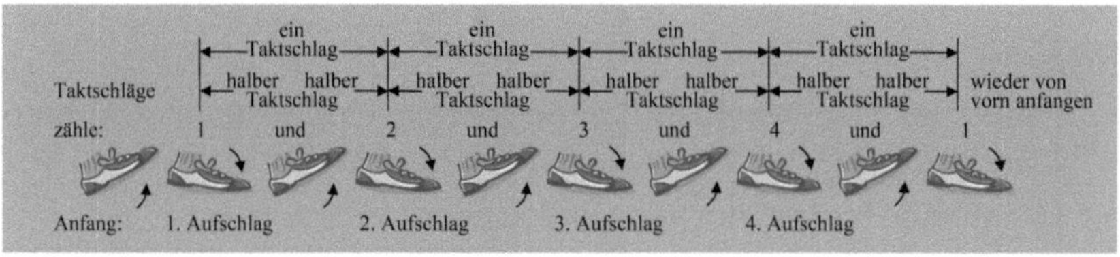

Quelle: Musikalische Anleitung zum Spiel mit der Viscount Orgel. – Sight & Sounds Systems, 1975.

Der Rhythmus ist in Einheiten unterteilt, welche als Taktschläge bezeichnet werden. Die Taktschläge werden durch das Stampfen des Fußes symbolisiert. Beim Stampfen macht der Fuß zwei Bewegungen: ein Auf und Ab, Rauf und Runter. Jeder Taktschlag hat zwei Schlagperioden: Eine Abwärtsbewegung und eine Aufwärtsbewegung. Man beginnt mit dem Fuß in der „Auf"-Lage, der erste Taktschlag = „Ab".

Frau T. spielte dann den Ton etwas verzögert. Wir haben dies mehrmals wiederholt. Ich habe sie auf Töne hingewiesen, die sie ausgelassen hat, und diese Passage gesondert geübt. Dann haben wir zusammen gespielt: Ich Da capo Blatt 21, Frau T. Da capo Blatt 22.

Frau T. schaute oft zu mir und hörte auf zu spielen, der andere Klang schien sie etwas zu irritieren. Sie beobachtete mein Spiel und fing dann räumlich genau an der gleichen Stelle auf ihrer Harfe zu spielen an.

REFLEXION:

- Im Augenblick ist es noch zu früh, unterschiedliche Stimmen mit Frau T. zusammen zu spielen. Es fehlt ihr noch an Übung! Sie sollte das Stück mehrmals spielen, bis sie völlig sicher ist. Sie hört aber bisweilen plötzlich auf, weil ihre Konzentration dann nachlässt und sie müde wird.

- Frau T. hatte Spaß daran, noch in beliebiger Reihenfolge Töne auf dem Instrument zu zupfen, sie ließ den Klang auf sich wirken. Das hat sie eine ganze Weile getan, auch als ich kurz weggegangen bin.
- Wir haben heute auch ausprobiert, ob Frau T. in der Lage ist, mit dem linken Zeigefinger zu zupfen. Es gelang, allerdings hat Frau T. hierauf keine Energie verwendet, um links weiterzuspielen.

28) SONNTAG, 31. AUGUST 2008, 19.30–20.15

NOTENMATERIAL:
- Pentatonik (Da capo Blatt 22): Begleittöne zu Pentatonik (Da capo Blatt 20/21)
- Es war eine Mutter, die hatte vier Kinder

Frau T. hatte einen guten Start auf der Veeh-Harfe. Sie machte nur kleine Fehler. Es gelang ihr ganz gut. Fehlerfrei war heute jedoch kein Spiel.

Die Handhaltung habe ich Frau T. noch einmal vorgemacht und erklärt. Sie zupft gerne mit dem ganzen Arm, soll aber nur mit dem Zeigefinger zupfen. Sie spielt mit einer „Zeige"bewegung und zupft aus dem ganzen Arm. Sie sollte aber eine Supination (Auswärtsdrehung) des Unterarms machen und nur durch die Bewegung des Zeigefingers zupfen. Zwischendurch macht Frau T. gerne kleine freie Improvisationen.

REFLEXION:
- Fingerbewegung noch einmal gut erklären und vormachen!
- Übung: Unterarm mit Hand auswärts drehen – Tür mit Schlüssel schließen.
- Frau T. verschiebt gerne das Notenblatt mit dem Zeigefinger, wenn sie ihn zwischen den Saiten durchsteckt, um zu zupfen. Dies passiert auch dann gelegentlich, wenn das Notenblatt mit Klebestreifen fixiert ist.

29) Dienstag, 16. September 2008, 20.00–21.00

NOTENMATERIAL:
- Franz Schubert: Die Forelle

- Es war eine Mutter, die hatte vier Kinder
- Pentatonik (Da capo Blatt 21)

Frau T. hat ein Stück von oben bis unten und ohne Pausen ganz spielen können. D.h., sie hat das Prinzip des Zupfens und Spielens der Veeh-Harfe gut behalten und konnte es wieder umsetzen. Sie freute sich, dass ihr das Spielen auf Anhieb gut gelungen ist. Frau T. war sehr konzentriert beim Spielen, sie spielte fast ohne Fehler!

Die Rhythmusübung für den 4/4-Takt (s. Stunde 27) wird jeden Abend gemacht.

REFLEXION:

- Handhaltung muss immer noch etwas korrigiert werden.

30) MITTWOCH, 24. SEPTEMBER 2008, 15.30–17.00, SENIORENCLUB ST. SERVATIUS, VORSPIELNACHMITTAG

Frau T. hat dem Musiziernachmittag gerne zugehört. Ich hatte entschieden, dass es für Frau T. zu belastend ist, ein Vorspiel mit der Veeh-Harfe zu wagen.

31) MONTAG, 6. OKTOBER 2008, 20.30–21.00

NOTENMATERIAL:

- Froh zu sein bedarf es wenig

Frau T. wollte Veeh-Harfe spielen, auch ein wenig improvisieren. Sie wollte direkt selber anfangen, ohne Vorspiel (Anfangsritual).

Sie fing sofort an zu spielen. Die Handhaltung habe ich noch einmal kurz vorgemacht und erklärt. Dann habe ich ihr den Rhythmus erklärt. In diesem Lied kommen auch punktierte Viertelnoten und Achtelnoten vor. Ich habe es ihr kurz vorgespielt und dabei den Rhythmus erläutert. Dann hat sie gespielt. Sie konnte es tatsächlich teilweise im Rhythmus spielen. Sie hatte das Prinzip verstanden, war allerdings dann zu müde, um das ganze Stück zu Ende zu spielen. Sie hat ca. 12 Noten hintereinander zupfen können.

32) SAMSTAG, 18. OKTOBER 2008, 20.30–21.00

NOTENMATERIAL:

- Froh zu sein bedarf es wenig

Frau T. war in der Lage, die ersten Töne richtig und im Rhythmus zu spielen. Auch beim wiederholten Spielen klappte der Rhythmus gut. Allerdings spielte sie das Stück nicht bis zum Ende. Sie ermüdete heute schnell, die Konzentration ließ nach.

8.2.7 Stundenprotokoll Frau U. (Exemplarische Kontrolle)

1) DONNERSTAG, 2. JULI 2009, 16.30–17.30

NOTENMATERIAL:

- Ländler
- Europahymne (Ludwig van Beethoven: Freude, schöner Götterfunken)
- Froh zu sein bedarf es wenig
- Ennstaler Polka
- Robert Schumann: Ein Choral
- Kleiner Tanz (Da capo Blatt 29)

Frau U. war ganz begeistert, das Spiel auf der Veeh-Harfe kennenzulernen. Ich habe ihr zunächst den „Ländler“ vorgespielt. Das Stück gefiel ihr sehr gut. Dann wollte sie gleich selbst ausprobieren, Veeh-Harfe zu spielen. Ich erläuterte ihr die Haltung des Instruments und die Spielweise mit den Musizierschablonen. Dann legte sie sofort los.

Frau U. hatte überhaupt keine Schwierigkeiten, die Noten in der richtigen Abfolge zu spielen. Es machte ihr sichtlich Spaß. Bei dem Lied „Froh zu sein bedarf es wenig“ habe ich kurz die unterschiedlichen Notenwerte erklärt. Frau U. konnte das Lied sofort im richtigen Rhythmus spielen. Erst bei der „Ennstaler Polka“ zeigten sich leichte rhythmische Verschiebungen, da sie die Melodie dieses Stückes nicht sofort im Ohr hatte. Sie spielte jedoch auch hier die Achtelnoten im richtigen Zeitmaß entsprechend schneller als die Viertelnoten. Frau U. war auch in der Lage, ein Musikstück mit beiden Händen zu spielen.

8.3 Liste der Videoclips mit Kurzbeschreibungen

Videoclips können über das Internet betrachtet werden. Geben Sie hierzu in Ihrem Browser die Adresse http://nbn-resolving.de/urn:nbn:de:hbz:6-68419553949 ein.

Datum	Bemerkungen zum Inhalt
Frau A.	
19.04.09	Die Musikgeragogin erklärt die Notation, die Abfolge der Töne. Frau A. sagt: "Übung macht den Meister."
	Die Musikgeragogin erzählt, dass das Erlernen eines Instrumentes Zeit braucht, Frau A. erzählt von ihrem Bruder.
26.04.09	Frau A. kann das Stück richtig spielen.
	Frau A. und die Musikgeragogin spielen im Duett.
	Nun improvisiert Frau A.
	Das Duett gelingt noch einmal.
28.05.09	„Es war eine Mutter, die hatte vier Kinder": Frau A. begleitet Frau E., das Spielen gelingt noch nicht synchron.
	Frau E. zu Frau A.: „Hätten Sie gar nicht gedacht, dass Sie das können, gell?"
11.06.09	Frau A. spielt das einfache Echospiel mit Variationen, dann richtig.
	Pentatonik (Da capo Blatt 20): Frau A. spielt das Stück fehlerfrei, sie wird dann von der Musikgeragogin begleitet.
	„Es war eine Mutter, die hatte vier Kinder"
	Beim nächsten Durchgang geht es noch sicherer.

Datum	Bemerkungen zum Inhalt
	Frau A. spielt das Lied „Es war eine Mutter, die hatte vier Kinder“ und wird von der Musikgeragogin begleitet.
	Ein zweiter Durchgang geht genauso gut.
	Aller guten Dinge sind drei: Nun klappt das Duett fehlerfrei.
	Den ersten Teil zügiger zu spielen, auch das bewältigt Frau A. und freut sich riesig über den Erfolg.
	„Bruder Jakob“: Hier soll Frau A. verschiedene Notenwerte kennenlernen.
	Ein zweiter Versuch klappt, den ersten Teil kann sie gut spielen.
	„Kleiner Tanz“ (Da capo Blatt 29): Frau A. verschafft sich einen Überblick, bevor sie beginnt.
25.06.09	Zum Mitsingen von „Froh zu sein bedarf es wenig“ wird das Notenblatt verschoben, so dass die Stimmlage passt.
	Frau A. und die Musikgeragogin spielen das Lied „Froh zu sein bedarf es wenig“ zweistimmig.
	Nun soll Frau A. die Begleitung spielen: ganz schön schwer.
Frau E.	
19.04.09	Die Musikgeragogin zeigt Frau E. die Handhaltung, dann zupft Frau E. allein.
	Frau E. und die Musikgeragogin spielen „Es war eine Mutter, die hatte vier Kinder“.

Datum	Bemerkungen zum Inhalt
	Die Musikgeragogin erklärt in Rhythmussprache die „Vogelhochzeit".
	„Die Vogelhochzeit": Die Musikgeragogin erklärt Achtelnoten.
	dito
	Die Musikgeragogin erklärt und demonstriert die Handhaltung.
	„Die Vogelhochzeit": Frau E. und die Musikgeragogin spielen zweistimmig.
30.04.09	Pentatonik: Frau E. und Musikgeragogin.
	dito
	Frau E. spielt: „So ein Tag, so wunderschön wie heute".
	Frau E. übt das Stück gleich zweimal.
	Frau E. allein: „So ein Tag, so wunderschön wie heute" mit gutem Rhythmusempfinden.
	Frau E. stört es, wenn sie beim Spielen die benachbarten Saiten auch berührt. Die Musikgeragogin korrigiert die Handhaltung, nun gelingt es gut!
	„Es war eine Mutter, die hatte vier Kinder" beidhändig, die Musikgeragogin gibt Anleitung, Frau E. probiert es aus.
	„Es war eine Mutter, die hatte vier Kinder" zweistimmig mit Musikgeragogin, es klappt sehr gut.
	„Die Vogelhochzeit": Achtel- und Viertelnoten kommen vor, Frau E. übt den Rhythmus.

Datum	Bemerkungen zum Inhalt
	„Die Vogelhochzeit" zweistimmig mit Musikgeragogin, schon besser.
	„Froh zu sein bedarf es wenig": Frau E. spielt auf Anhieb das neue Stück.
	Charpentier „Te Deum" wird geübt, geht doch!
15.05.09	„Ennstaler Polka": Ich spiele vor, ein Durchgang beidhändig.
	Problem des Berührens der Saite gezeigt, gelöst.
28.05.09	„Ennstaler Polka": Frau E. versucht es beidhändig.
04.06.09	„Ennstaler Polka" beidhändig: Frau E.
	Eine Übephase zeigt Erfolg!
	„Ach, ich hab sie ja nur auf die Schulter geküsst": Vorspielen, Frau E. erkennt die Melodie, spielt selbst.
11.06.09	„Es war eine Mutter, die hatte vier Kinder": Frau E., Frau A., Herr N.
	„Ach, ich hab sie ja nur auf die Schulter geküsst": Musikgeragogin und Frau E., Musikgeragogin klärt Rhythmus.
	„Ach, ich hab sie ja nur auf die Schulter geküsst": Frau E. und Herr N.
Frau H.	
19.04.09	Frau H. spielt schon in der ersten Stunde das „Echospiel" vollständig.
07.05.09	Der erste Versuch, den „Schneewalzer" zu spielen, gelingt Frau H.

Datum	Bemerkungen zum Inhalt
	Mit der rhythmischen Umsetzung der Ennstaler Polka hat Frau H. Schwierigkeiten. Die Musikgeragogin demonstriert den Rhythmus und spielt dann mit ihr zweistimmig.
	Nun spielt Frau H. die Ennstaler Polka sogar zweistimmig beidhändig.
21.05.09	Frau H. begleitet mit einer zweiten Stimme einen Ländler, den die Musikgeragogin spielt.
28.05.09	Frau H. kann die Operettenmelodie „Ach, ich hab sie ja nur auf die Schulter geküsst" rhythmisch sicher spielen.
	Frau H. kennt das Lied „Zum Tanze, da geht ein Mädel", sie kann es sofort abspielen. Die verschiedenen Notenwerte bereiten ihr kaum Schwierigkeiten.
04.06.09	Frau H. spielt die „Ennstaler Polka" beidhändig zweistimmig, jetzt ohne Fehler.
	Auch die Operettenmelodie „Ach, ich hab sie ja nur auf die Schulter geküsst" spielt Frau H. einstimmig fehlerfrei und rhythmisch gut.
11.06.09	Nun gelingt die Operettenmelodie „Ach, ich hab sie ja nur auf die Schulter geküsst" auch mit Begleitung.
	„Ach, ich hab sie ja nur auf die Schulter geküsst"
	„Kleiner Tanz" (Da capo Blatt 29): Frau H. spielt den kleinen Tanz beidhändig.

Datum	Bemerkungen zum Inhalt
25.06.09	Der Ländler gelingt mit Begleitung prima.
	Frau H. spielt den Schneewalzer zum Abschluss.
Frau M.	
03.08.08	Frau M. beginnt mit dem Veeh-Harfenspiel. Die Handhabung fällt ihr nicht schwer.
31.08.08	Das Vormachen führt noch nicht zum Erfolg. Frau M. möchte zu ihrem Harfenspiel mitsingen.
	Frau M. beginnt nun mit einer einfachen Melodie, die sie aber nicht kennt.
	Nun konnten wir schon zweistimmig spielen.
Hausmusikstunde bei Frau M.	
19.10.08	Bei Frau M. wurde ein Hausmusiknachmittag realisiert, bei dem auch ihr Sohn und die Pflegeperson einbezogen waren. Frau T. war zu Besuch. Frau M. und Frau T. spielten Veeh-Harfe, begleitet von einer weiteren Harfe, einem Streichinstrument oder einem Keyboard.
Herr N.	
19.04.09	„Im Märzen der Bauer“: Mit Zeigen auf die Noten geht es langsam voran, auch wenn Herr N. nicht exakt dem Notentext folgt, er improvisiert.
26.04.09	Die Musikgeragogin spielt den Schlager „So ein Tag, so wunderschön wie heute“ vor, Herr N. kennt den Schlager und singt mit.

Datum	Bemerkungen zum Inhalt
	„Im Märzen der Bauer“: Die Musikgeragogin führt die Hand von Herrn N., danach versucht er das Lied allein zu zupfen, allerdings mit Zeigen auf die Noten.
	Pentatonik (Da capo Blatt 22): Mit Zeigen auf die Noten kommt Herr N. durch das Stück.
30.04.09	Improvisation von Herrn N.: Herr N. spielt vier Töne einer Melodie, die er sich selbst ausgedacht hat.
07.05.09	Herr N. spielt 4 Töne von der Pentatonik (Da capo Blatt 22) in richtiger Abfolge, er sagt, dass er das bald auswendig könne.
	Herr N. erforscht die Tonfolge, chromatische Stimmung, Halb- und Ganzton.
	Herr N. erinnert sich doch an die richtige Handhaltung und erzählt auch von seinem Geige spielenden Bruder.
14.05.09	Pentatonik (Da capo Blatt 22): Die Musikgeragogin erklärt zu Anfang der Stunde die Handhaltung und die Abfolge der Töne.
	Drei Töne schafft Herr N. mit Mühe, dann den vierten Ton. Ein Lob hat er verdient.
	Herr N. schafft es, jetzt mehr Töne hintereinander zu spielen, und er ist begeistert, wenn es schön klingt.
	Nein, aufhören will er noch nicht.
21.05.09	Die Musikgeragogin zeigt Herrn N. die Handhaltung und spielt das Stück Pentato-

Datum	Bemerkungen zum Inhalt
	nik (Da capo Blatt 22) vor. Herr N. summt mit, er erkennt das Stück wieder. Herr N. spielt nun selber, aber er dreht die Spielhand nicht immer nach außen.
	Herr N. zupft die Begleitstimme zu einem Ländler, den die Musikgeragogin spielt. Er freut sich über seinen ersten Erfolg.
	Musikgeragogin und Herr N. im Duett. Der Ländler klappt nun schon etwas besser.
28.05.09	Herr N. sagt, er habe Probleme mit seinem Gedächtnis.
04.06.09	Herr N. geht gerne allein auf Entdeckungsreise auf dem Instrument.
11.06.09	Herr N. spielt das „einfache Echospiel“ mit eigener Lesart, aber bis zum Schluss!
	Frau E. spielt die Melodiestimme begleitet von Herrn N. auf der Bass/Tenorharfe.
Frau T.	
16.06.08	Erste „Zupf“-versuche ohne Hilfe auf der Veeh-Harfe.
25.06.08	Führen des Zeigefingers.
25.06.08	Führen des Unterarms, die Hand und der Zeigefinger erhalten zunehmende Selbständigkeit.
29.06.08	Führen des Unterarms, Kennenlernen der weiteren Teile des Stückes.
	Durch Zeigen auf die Noten wird das Stück erarbeitet. Manchmal kneift Frau T. die Augen zu und verharrt, um dann nach Spontanbewegungen wieder weiterzumachen.

Datum	Bemerkungen zum Inhalt
	Nach dem Augenkneifen ist die Orientierung auf der Spielschablone verloren. Ermüdung kündigt sich an.
	Infolgedessen kann das Stück alleine nicht bewältigt werden.
06.07.08	Der Zeigefinger soll zu selbständiger Bewegung angeregt werden. Der Wunsch, es selber ohne Hilfe zu versuchen, war wohl noch etwas voreilig.
	Etwas später klappt es alleine doch schon recht gut. Am Schluss des ersten Teiles des „Echospiels" vertauscht sie oft dieselben Töne
	oder sie improvisiert.
	Das Ergebnis kann sich schon hören lassen.
	Zum Schluss hat sich Frau T. gewünscht, dass ich ihr das „Echospiel" nochmals vorspiele.
09.07.08	Nun erkunden wir den zweiten und dritten Teil des Echospiels.
	Mit Zeigen auf die Noten gelingt das ganze Stück.
12.07.08	Es sind immer weniger Hilfen notwendig, jedoch bricht Frau T. immer wieder einmal ab und verliert dann die Orientierung auf dem Notenblatt.
	Dann wird eben improvisiert.
18.07.08	Der Tischfuß für die Veeh-Harfe erweist sich als ungeeignet, so weit kann Frau T. nicht mit ihrem Arm reichen.

Datum	Bemerkungen zum Inhalt
20.07.08	Frau T. wiederholt die Melodie duch Zeigen auf die Zupfstellen. Nach und nach benötigt sie weniger Hilfe, bis sie es fast alleine schafft.
10.08.08	Frau T. erkennt, dass sie einen Ton ausgelassen hat.
17.08.08	Frau T. versucht alleine, eine pentatonische Melodie zu spielen.
	Ein erster Versuch, im Duett zu spielen.
22.08.08	Einfache Melodien kann Frau T. nunmehr häufig alleine spielen.
	Frau T. nutzt eine Pause und improvisiert ein wenig.
	Zweistimmiges Spiel bereitet Schwierigkeiten, Frau T. ist von der Begleitstimme irritiert,
	aber auch einstimmiges Spiel mit zwei Instrumenten ist ungewohnt für sie.
23.08.08	Mit einer einfachen Melodie geht das Zusammenspiel von zwei Instrumenten schon besser.
25.08.08	Wir versuchen eine Rhythmusübung mit den Füßen.
	Nun geht das Zusammenspiel schon besser,
	auch zweistimmig.
31.08.08	„Es war eine Mutter, die hatte vier Kinder“. An dieses Lied erinnert sich Frau T.
Frau U.	
02.07.09	Frau U. hat mit der Bewältigung eines Rigaudon von Purcell keine Probleme.

Datum	Bemerkungen zum Inhalt
	„Die Vogelhochzeit": Frau U. spielt das Stück zunächst alleine, dann in Begleitung durch die Musikgeragogin.
Vorspielnachmittag in einem Seniorenclub	
24.09.08	Mit den „Schiarazula Marazula Variationen" von Pierre Phalèse beginnt das Vorspiel. Die klanglichen Möglichkeiten der Veeh-Harfe sollen zunächst demonstriert werden.
	Nun zeigt Frau M. ihr Können auf der Veeh-Harfe das erste Mal vor Publikum.
	Nach kurzer Einweisung können die Besucher des Seniorenclubs selber das Spielen mit der Veeh-Harfe probieren,
	auch im Duett.
	Alle singen mit.
	Nicht immer gelingt es auf Anhieb, im Rhythmus zu spielen und die richtigen Töne zu treffen.
	Zur Veeh-Harfe wird auch gerne gesungen.
Vorspielnachmittag in einem Seniorenheim	
18.06.09	Frau A., Frau E. und Frau H. spielen zusammen das Lied „Es war eine Mutter, die hatte vier Kinder".
	Frau A., Frau H. und die Musikgeragogin spielen das Lied „Froh zu sein bedarf es wenig".
	Die Musikgeragogin spielt einen Ländler und wird dabei von Frau H. begleitet.

Datum	Bemerkungen zum Inhalt
	„Es war eine Mutter, die hatte vier Kinder“: Die Musikgeragogin wird von Herrn N. begleitet.